Meiner Frau Renate

Zytologie und Mikrobiologie der Vagina

von

Dr. med.
Johannes D. Schnell

Oberarzt an der
Rheinischen Landesfrauenklinik
und Hebammenlehranstalt
Wuppertal-Elberfeld

Geleitwort von

Professor Dr. med.
Helmut Meinrenken

Direktor der
Rheinischen Landesfrauenklinik
und Hebammenlehranstalt
Wuppertal-Elberfeld

Eine Produktion
des Wissenschafts-Verlages GmbH, Köln

Im Vertrieb S. Karger
Basel · München · Paris
London · New York · Sydney

Johannes D. Schnell

Zytologie und Mikrobiologie der Vagina

Ein Atlas und kurzgefaßter Leitfaden für praktisch tätige Ärzte und Studierende

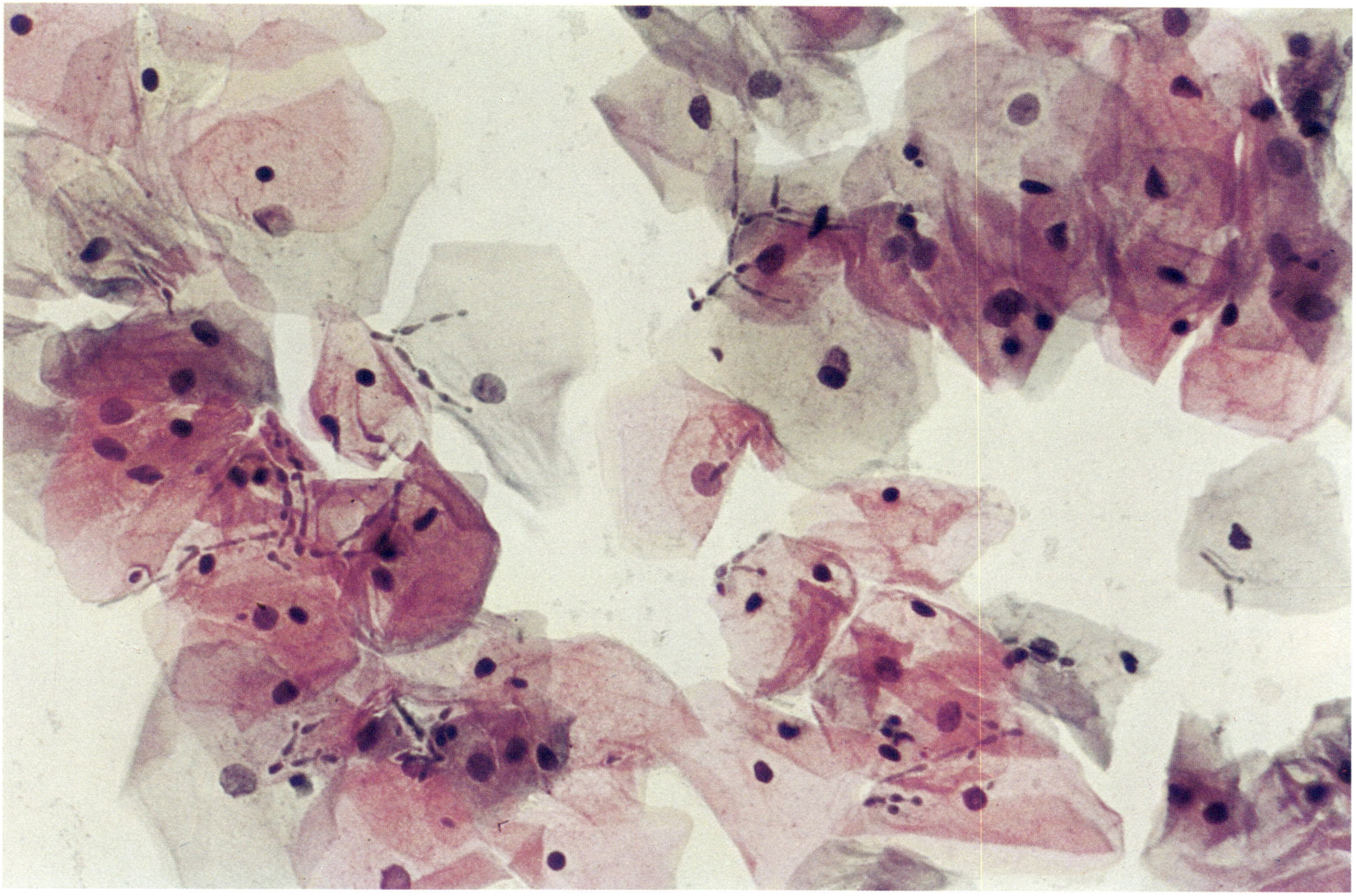

Inhaltsübersicht

Geleitwort

Mit der Erkenntnis, daß die Erfolge gynäkologischer Krebstherapie entscheidend von der Früherkennung gynäkologischer Karzinome bestimmt werden, wurde die Grundlage zu den Vorsorgeuntersuchungen in der gynäkologischen Praxis gelegt. Nachdem die Krankenkassen die gynäkologischen Vorsorgeuntersuchungen in ihren Leistungskatalog aufgenommen haben, ist die Zahl der Frauen, die eine gynäkologische Untersuchung auch ohne Beschwerdekomplex durchführen lassen, sprunghaft angestiegen. Die Erfahrung lehrt, daß subjektives Wohlbefinden einen pathologischen gynäkologischen Befund nicht ausschließt. In 20 bis 25% der Vorsorgeuntersuchungen werden behandlungsbedürftige gynäkologische Erkrankungen festgestellt. In diesem Rahmen gewinnen die Zytologie und Mikrobiologie der weiblichen Scheide ein besonderes Gewicht.

Mein Mitarbeiter J. D. SCHNELL hat nach Erlernung der gynäkologischen Zytologie bei H. K. ZINSER, Köln, sein besonderes Interesse der Mikrobiologie der Vagina zugewandt. Eine enge Zusammenarbeit mit M. PLEMPEL, Leiter des Labors für Medizinische Mykologie der Forschungslaboratorien der BAYER AG, hat seine wissenschaftlichen Bemühungen wesentlich gefördert und in größerem Ausmaß ermöglicht. Als Ergebnis seiner mehrjährigen Arbeit legt Herr J. D. SCHNELL nunmehr der Öffentlichkeit einen Atlas und kurzgefaßten Leitfaden über gynäkologische Zytologie und Mikrobiologie der Vagina vor. Der Leitfaden ist für praktisch tätige Ärzte und Studierende der Medizin gedacht. Der Schwerpunkt des Buches liegt in dem gelungenen Bildmaterial. Es ist zu hoffen, daß gerade dadurch das Interesse und Verständnis der Ärzteschaft für zytologische und mikrobiologische Veränderungen des weiblichen Genitales vertieft wird.

Möge dem Buch und seinen Lesern zum Wohle der uns ärztlich anvertrauten Frauen bester Erfolg beschieden sein.

Oktober 1973

H. Meinrenken
Wuppertal

Herr HERMANN BISCHOFF führte die grafische Gestaltung des vorliegenden Buches aus.

Ihm gilt mein herzlicher Dank für seine ständige Bereitschaft, die besonderen Probleme eines solchen Werkes technisch und didaktisch optimal zu lösen.

Dem WISSENSCHAFTS-VERLAG danke ich für die bereitwillige Ausführung meiner Wünsche, vor allem für die großzügige Wiedergabe des Bildmaterials.

Nicht zuletzt danke ich schließlich Fräulein J. LOHAUSEN für die Manuskriptarbeit und Frau B. DINNENDAHL für die Anfertigung der Schwarzweißvorlagen.

Johannes D. Schnell

I. Zytologie der Vagina

Einführung

„Die Ergebnisse der zytologischen Diagnostik sollten über die Kliniken hinaus mehr als bisher in die Praxis der Fachärzte und praktischen Ärzte gelangen und Verständnis finden."

Diesen Wunsch äußerte E. PHILIPP im Geleitwort der ersten Auflage des bekannten gynäkologisch-zytologischen Grundwerkes von SMOLKA und SOOST. In den zwischenzeitlich verstrichenen 15 Jahren hat die Zytologie als diagnostische Möglichkeit im Rahmen der Vorsorgeuntersuchung allerorts Eingang gefunden. Es besteht jedoch ein gewisser Mangel an raschen Informationsmöglichkeiten für den praktisch tätigen Arzt zum adäquaten Verständnis der von dem Zytologen mitgeteilten Befunde. Anhand des Bildmaterials soll in diesem Buch mit einer kurzgefaßten Interpretation dieser Befunde und der gegebenenfalls erforderlichen diagnostisch-therapeutischen Konsequenzen dieses Verständnis gefördert werden.

Im zweiten Teil werden neben den mikrobiologischen Nebenbefunden der Zytodiagnostik am fixierten Präparat die Möglichkeiten der Phasenkontrastmikroskopie am Nativpräparat und die für den Praktiker brauchbaren kulturellen Methoden zur mikrobiologischen Diagnostik dargestellt. Das vorliegende Buch erhebt keinen Anspruch auf Vollständigkeit, es ist lediglich für den Arzt als Leitfaden vaginaldiagnostischer Möglichkeiten gedacht. Weiterhin möchte es Anregung sein, die vorhandenen einfachen mikroskopischen wie kulturellen Möglichkeiten mehr zu nutzen, die heute greifbaren spezifischen Medikamente gezielter einzusetzen, und somit einen Beitrag zum Wohl unserer Patientinnen leisten.

Zur Anfertigung der mikroskopischen Aufnahmen wurden das Mikroskop *Orthoplan* und die automatische Mikroskopkamera *Orthomat* der Firma *Leitz* (Wetzlar) benutzt.

Die Belichtung der Farbaufnahmen erfolgte mit der serienmäßigen Niedervoltlampe. Die Schwarzweißaufnahmen wurden alle mit Hilfe eines Blitzgerätes belichtet.

Bei Benutzung des Objektivs 25 × beträgt die allgemein wiedergegebene Vergrößerung der Objekte ca. 250 ×. Vereinzelt wurden bei Schwarzweißaufnahmen fotografisch Zwischenvergrößerungen vorgenommen, so daß die Vergrößerung hier bis 500 × geht.

Mit *Ölimmersion* gekennzeichnete Farbabbildungen wurden mit 100×-Immersionsobjektiv aufgenommen. Hier beträgt die Vergrößerung ca. 1000 ×.

Die Entwicklung der gynäkologischen Zytodiagnostik

Nach Begründung der Zellularpathologie durch R. VIRCHOW in der Mitte des 19. Jahrhunderts ermöglichte P. EHRLICH durch die Einführung von Färbemethoden für Trockenpräparate 1882 exaktere Untersuchungen. WIDAL erweiterte diese Methode um die Jahrhundertwende und wandte sie zur zytologischen Untersuchung von Exsudaten und Transsudaten an.

Auf gynäkologischem Sektor hatte bereits 1847 POUCHET zytologische Veränderungen im Vaginalsekret in einer Monographie über die Ovulation beschrieben. Nach weiteren Arbeiten über Untersuchungen des menschlichen Vaginalsekretes aus Frankreich MOREAU 1889, LASTASTE 1892, RETTERER 1892) und tierexperimentellen Ergebnissen (STOKKARD und PAPANICOLAOU 1917, ALLEN und DOISY, LONG und EVANS 1922) wurde die erste exakte Beschreibung des Vaginalzyklus anhand zytologischer Abstriche von RAMIREZ 1928 aus Mexiko gegeben. In den Jahren von 1925 bis 1942 erschien eine große Zahl grundlegender und detailisierender funktionszytologischer Arbeiten nahezu ausschließlich aus dem Forschungskreis um PAPANICOLAOU.

1943 legte dann der Morphologe PAPANICOLAOU zusammen mit dem Gynäkologen TRAUT mit der Monographie *Diagnosis of Uterine Cancer by the Vaginal Smear* den Grundstein für die zytologische Karzinomdiagnostik im Vaginalabstrich. Diese und eine weiter folgende Vielzahl amerikanischer Arbeiten führten zu einer ungewöhnlich raschen Anerkennung der Methode zur Früherkennung des Genitalkarzinoms, die in einer Förderungsempfehlung der amerikanischen Gesellschaft für Krebsforschung bereits 1948 zum Ausdruck kam. In Deutschland erschienen die ersten gynäkologisch-zytologischen Arbeiten von ALEXIU, HERRNBERGER etc. 1938 aus der *Charité Berlin* mit funktionszytologischem Inhalt. Die Entwicklung der Zytodiagnostik nach dem Krieg ist verknüpft mit den Namen IGEL, LIMBURG, STOLL, WIED und ZINSER.

ZINSER war nach Erfahrungen mit dem ersten Modell eines Vorsorgeuntersuchungsprogrammes in Greifswald maßgeblich an der allgemeinen Verbreitung der Zytodiagnostik zur heutigen Form der gynäkologischen Vorsorgeuntersuchung in Deutschland beteiligt. Unter seiner Leitung entstanden in Nordrhein-Westfalen seit 1957 zytologische Zentrallaboratorien, die bereits vor Übernahme der Leistung durch die Kassen zuletzt fast 800000 Abstriche (440000 Fälle) pro Jahr bearbeiteten.

Erweitert wurden die zytodiagnostischen Möglichkeiten durch das Phasenkontrastverfahren, das als Untersuchungsmethode lebender ungefärbter Zellen von ZINSER bereits in Jena in Zusammenarbeit mit den *Zeiss-Werken* 1943 aufgenommen und in gynäkologischen Zeitschriften gleichzeitig von RUNGE, VÖGE, HASELMANN 1949 und ZINSER 1949 publiziert wurde. In den letzten Jahren hat insbesondere STOLL auf den großen Wert der Methode für die rasche funktionszytologische und mikrobiologische Diagnostik in der gynäkologischen Praxis hingewiesen.

Abschließend seien die wesentlichen deutschen gynäkologisch-zytologischen Monographien nach ihrem zeitlichen Erscheinen genannt:

1. H. K. ZINSER
   Die Zytodiagnostik in der Gynäkologie
   Fischer, Jena, 1951 (2. Aufl. 1957)
2. H. SMOLKA und H.-J. SOOST
   Grundriß und Atlas der gynäkologischen Zytodiagnostik
   Thieme, Stuttgart, 1956
3. H. IGEL
   Gynäkologische Zytodiagnostik
   W. de Gruyter, Berlin, 1959
4. H. W. BOSCHANN
   Praktische Zytologie
   W. de Gruyter, Berlin, 1960
5. G. KERN
   Carcinoma in situ
   Springer, Berlin, 1964
6. P. STOLL, J. JÄGER, G. DALLENBACH-HELLWEG
   Gynäkologische Zytologie
   Springer, Berlin, 1968
7. P. STOLL
   Gynäkologische Vitalzytologie in der Praxis
   Springer, Berlin, 1969
8. J. JENNY
   Der entzündliche und der atrophische Abstrich
   Huber, Bern, 1973

Die Technik der Abstrichanfertigung

„Richtige Entnahmetechnik, sichere Färbeverfahren und ausreichende zelldiagnostische Erfahrung sind untrennbare Voraussetzungen für eine ausreichende Leistung des Zelltestes." (ZINSER)

Hieraus ergibt sich, daß eine leistungsfähige Zytodiagnostik maßgeblich mit von einer optimalen Entnahme durch den Arzt in genauer Kenntnis der Abstrichtechnik und der für die Materialgewinnung günstigsten Areale abhängt. Das heute zur Entnahme gebräuchliche Instrumentarium ist verhältnismäßig einfach. Hierzu gehören:

1. ein Spekulum
2. Watteträger
3. fettfreie Objektträger
4. ein *Hellendahl-Gefäß*
5. Versandmäppchen
6. ein Bleistift

Nach Spekulumeinstellung des Vaginalgewölbes und der Portio wird das gewünschte Gebiet mit dem Watteträger unter mäßigem Druck abgestrichen. Der Gebrauch des Watteträgers hat sich im Laufe der Zeit in den deutschsprachigen Ländern als das in jeder Hinsicht optimale Verfahren weitgehend durchgesetzt. Gegenüber den verschiedenen Spatelformen, mit denen leicht ganze Gewebsfetzen abgeschabt wurden – genannt sei speziell der Spatel von AYRE, der in den angloamerikanischen Ländern, stellenweise auch in europäischen Ländern, viel benutzt wird –, bietet der Watteträger den Vorteil der

Abb. 1: Instrumentarium

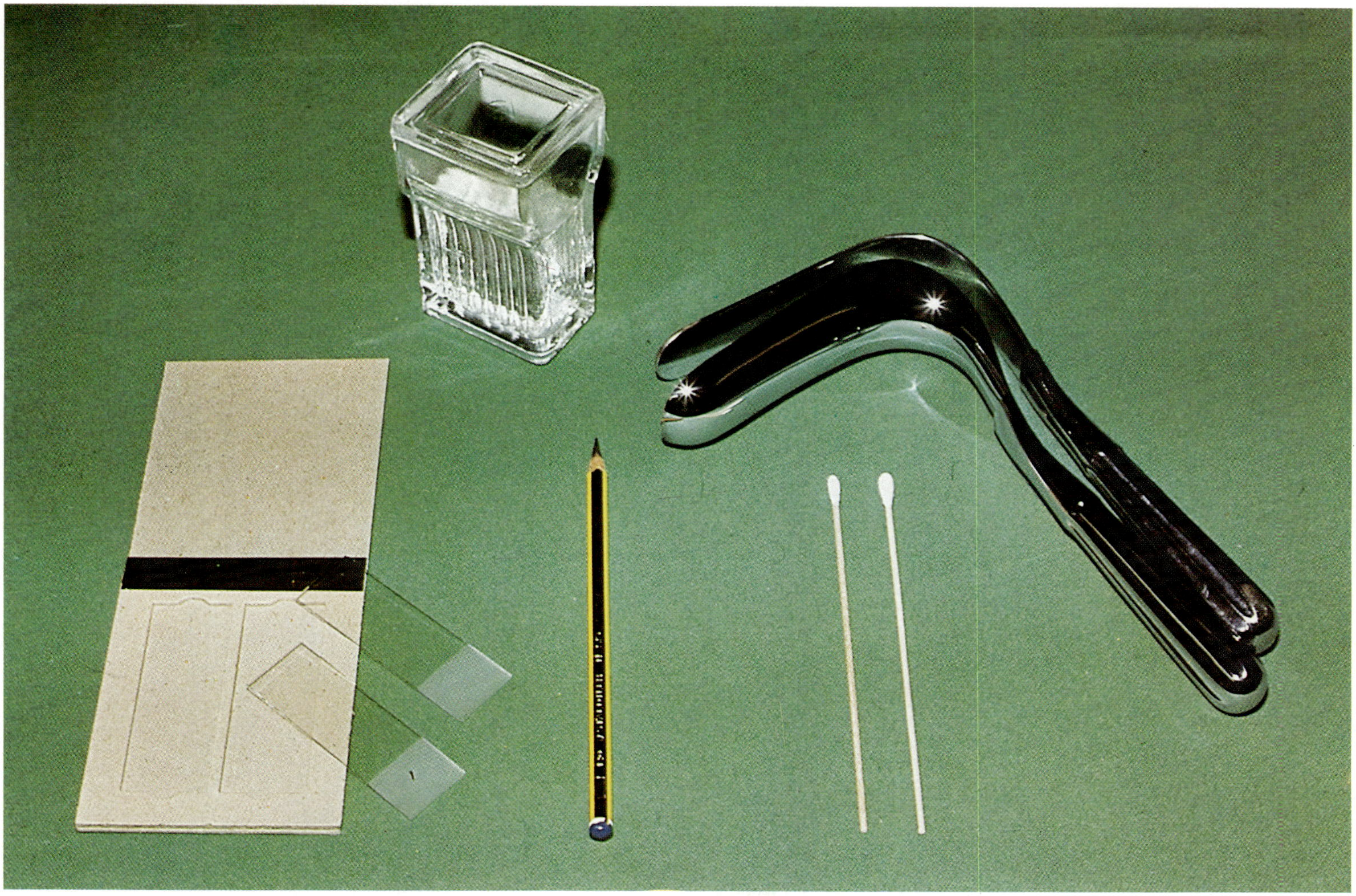

schonenden Entnahme, die zudem gezielt vom Organ erfolgen kann. Saugpipetten, Schwämmchen, Tupfer und Bürsten nehmen meist nur den echten *smear,* d. h. den Fluor aus dem *pool* des hinteren Vaginalgewölbes, auf.

Die Abstrichentnahme sollte vor der Palpation und vor einer sich länger hinziehenden kolposkopischen Untersuchung erfolgen, vor allem vor einer eventuellen Jod- oder Essigsäureprobe. Weiterhin müssen intravaginale Medikationen oder Scheidenspülungen 24 Stunden vor dem Abstrich oder das Abtupfen der Portio unterbleiben. Nur bei starker zervikaler Sekretion sollte der die Portio überdeckende zähe Schleim vorsichtig entfernt werden. Das gewonnene Material wird sofort auf einen vorher beschrifteten Objektträger, der von einer Hilfsperson bereitgehalten wird, ausgestrichen. Dies erfolgt durch ziehende Bewegungen über den Objektträger, bei denen der Watteträger mindestens einmal um 360° rotiert. Anschließend wird der Objektträger umgehend in ein *Hellendahl-Gefäß* eingebracht, das mit einer Mischung aus Äther und 95 %igem Alkohol zu gleichen Teilen oder ausschließlich 95 %igem Alkohol (Isopropyl-Alkohol) gefüllt ist. Eine weitere Möglichkeit bietet der Fixationsspray (s. S. 12). Wichtig ist vor allem ein rasches Arbeiten. Die dünne Zellschicht trocknet an der Luft schnell an. Dies führt zu einer veränderten Farbreaktion der Zellen, die leicht Anlaß zu Fehldiagnosen gibt. Es muß jedoch auch auf ein gleichmäßig dünnes Ausstreichen des Materials geachtet werden, da bei dicken Abstrichen die Einzelzelle durch Überlagerungen schlecht zu beurteilen ist *(Abb. 3).*

In schlecht fixierten Abstrichen sind die Zellgrenzen verschwommen, die Farbreaktion

Abb. 2:
Abstrichentnahme
links: Zunächst Abstreichen der Portiooberfläche unter mäßigem Druck
rechts: Einführen des Watteköpfchens in den Zervikalkanal unter rotierender Bewegung

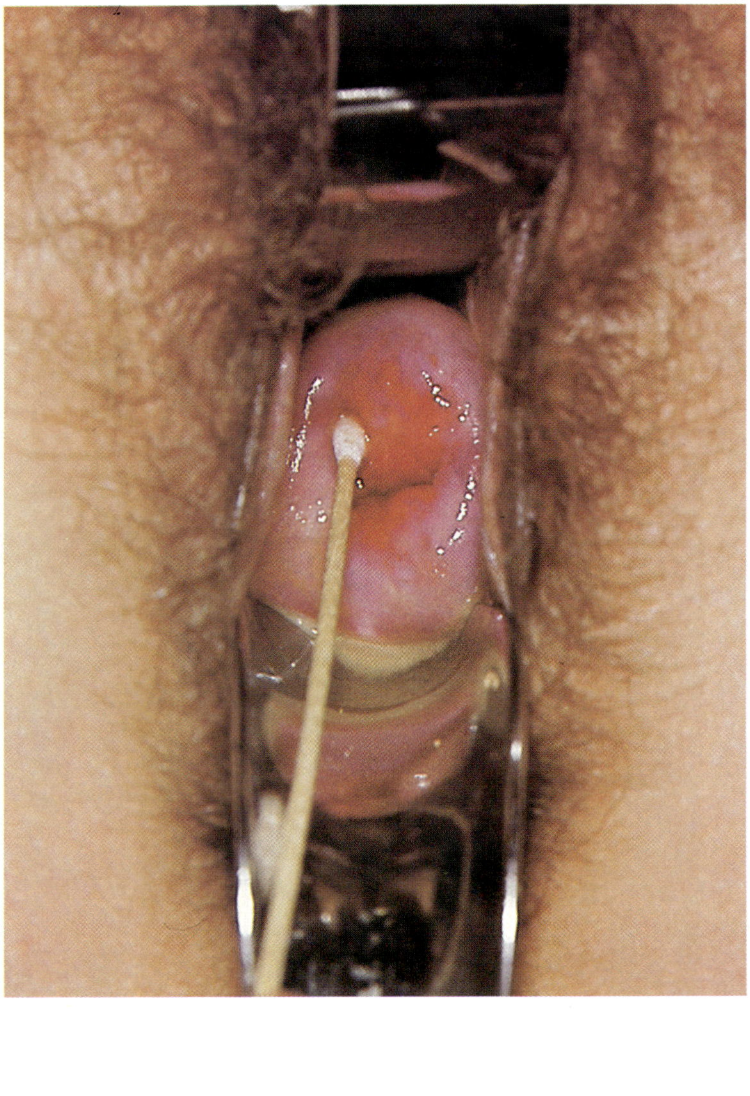

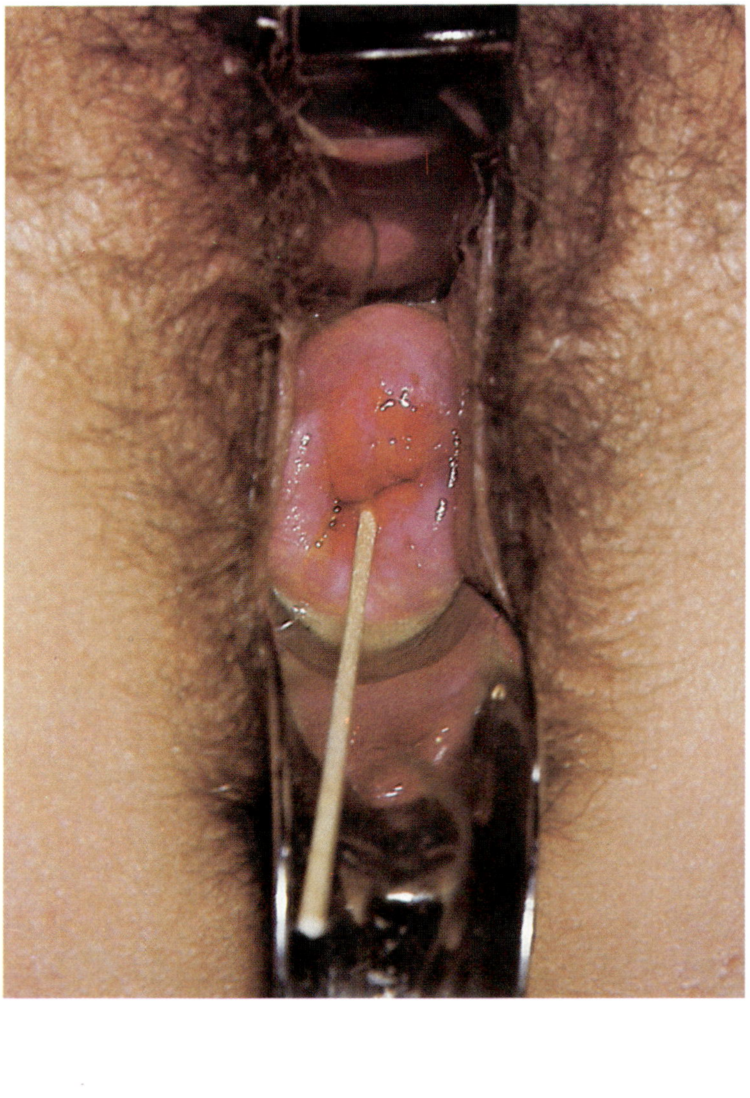

des Zytoplasmas gestört, die Kerne *aufgedunsen* oder *verdämmernd.* Solche Veränderungen können durchaus einmal zu falsch positiven Beurteilungen führen, obwohl es sich, wie das Bild des gut fixierten Abstriches zeigt, um ein unauffälliges Menopause-Zellbild handelt *(Abb. 4, Abb. 5).*

Die Prädilektionsstellen der **Materialentnahme** sind für die Funktionszytologie andere als für die Krebsfährtensuche.

Für die **Funktionszytologie** hat sich als bester Entnahmeort das obere seitliche Drittel der Vaginalwand erwiesen. Es ist darauf zu achten, daß diese Abstriche zart entnommen werden, um wirklich nur die abschilferungsbereiten Zellen zu erfassen. Weiterhin muß die Vagina entzündungsfrei sein. Gegebenenfalls ist vor der Untersuchung eine Kolpitisbehandlung durchzuführen (s. Teil II). Erforderlich ist für eine definitive Diagnostik die mehrfache Materialentnahme jeden zweiten Tag, etwa vom 8. bis zum 16. Zyklustag als Minimum, vom 6. bis 22. Tag als Optimum.

Zur **Krebsfährtensuche** wird zunächst die Portio gleichmäßig und relativ kräftig abgestrichen, nachfolgend durch eine drehende Bewegung der Zervikalkanal *(Abb. 2).* Dies kann bei der reinen Routineuntersuchung gegebenenfalls mit nur einem Watteträger und Objektträger erfolgen, bei dem geringsten Verdacht auf Abweichung von der Norm müssen die Abstriche jedoch getrennt mittels zweier Watteträger entnommen und auf zwei Objektträger ausgestrichen werden. Bei der Materialentnahme sollte man vor allem die mutmaßliche Grenzzone zwischen Platten- und Zylinderepithel als Prädilektionsort maligner Entartung berücksichtigen. Diese Zone liegt zur Zeit der Geschlechtsreife auf der

Abb. 3:
Abstriche von links nach rechts:
schlecht gut schlecht
Kleckse und dicke Striche stellen unnötige Anforderungen an den Zytologen und verursachen leicht falsch negative Befunde

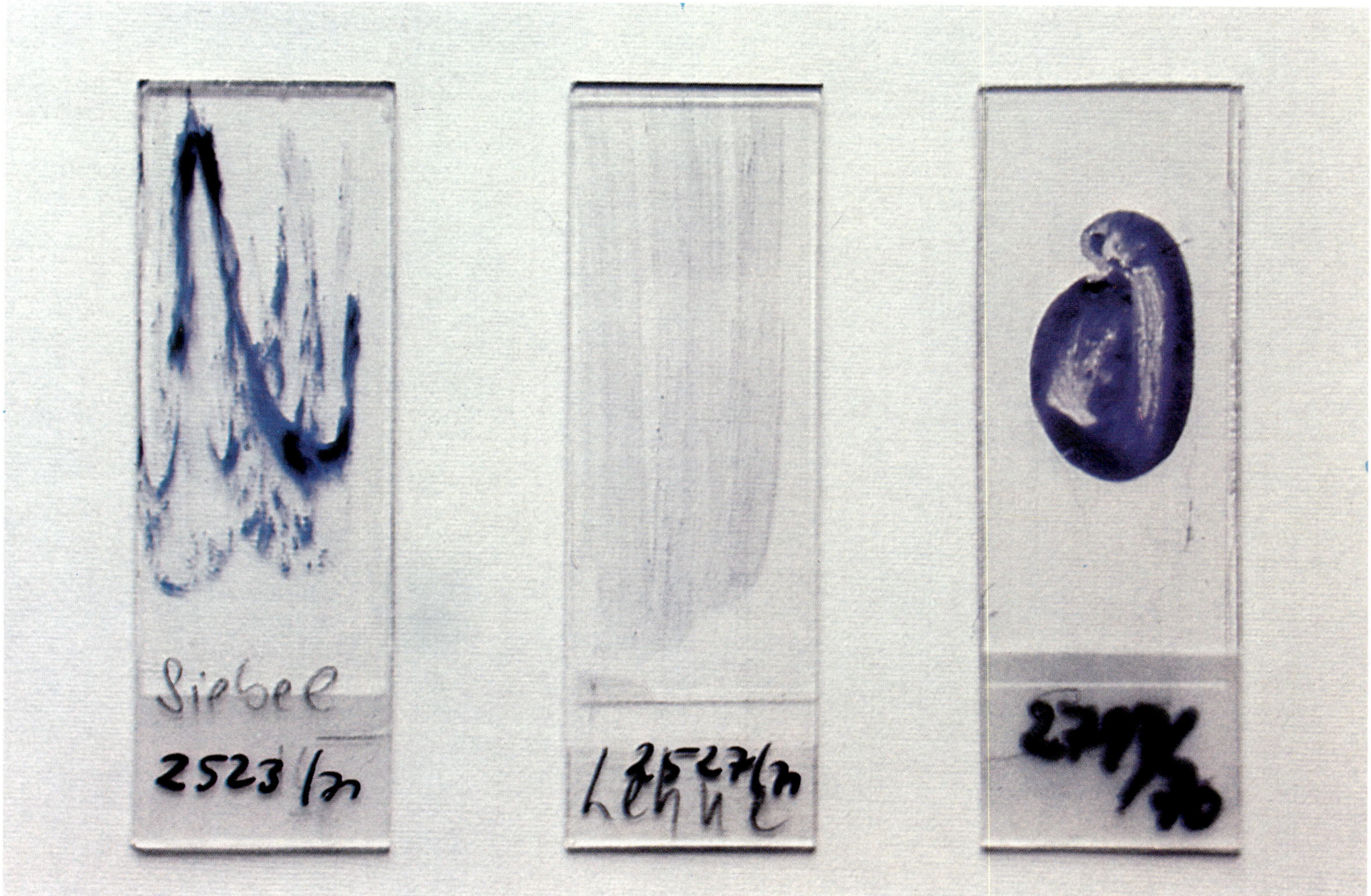

Portio, zur Zeit des Klimakteriums im Bereich des äußeren Muttermundes und im Senium hoch im Zervikalkanal.

Zur Fixierung müssen die Präparate mindestens 15 Minuten im *Hellendahl-Gefäß* verbleiben, danach können sie ohne weitere Vorbereitungen in speziellen Mäppchen (s. Abb. 1) zum Versand gebracht werden. Ein Verbleiben der Präparate in der Fixierungslösung über 1 bis 2 Tage schadet nicht. Eine weitere Möglichkeit der Fixierung bieten Agenzien in Sprühdosen, die von verschiedenen Firmen angeboten werden. Dieses Verfahren ist wesentlich teurer, ohne eine nennenswerte Zeitersparnis zu bieten. Es ist jedoch von Vorteil für Praxen, in denen nur selten bzw. wenige Zellabstriche entnommen werden, da die Fixationslösungen in den *Hellendahl-Gefäßen* sehr flüchtig sind und oft erneuert werden müssen.

Abb. 4 (links):
Lufttrockener, d. h. fehlfixierter Abstrich

Abb. 5 (rechts):
Gut fixierter Abstrich

Abb. 4 und Abb. 5 wurden zum gleichen Zeitpunkt von der gleichen Patientin entnommen

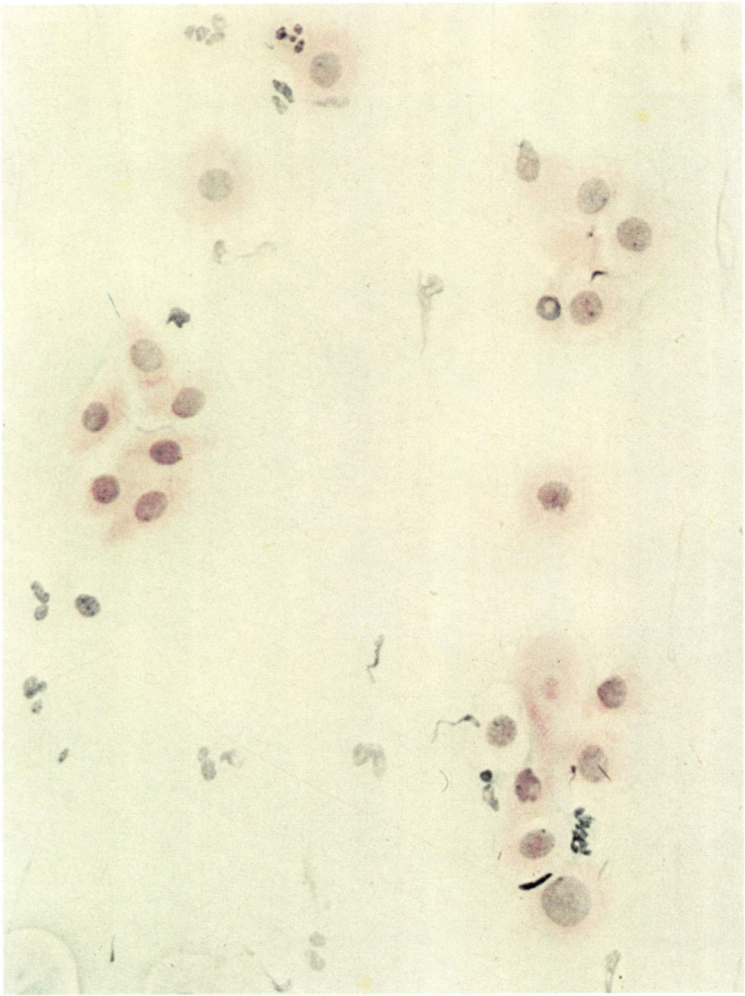

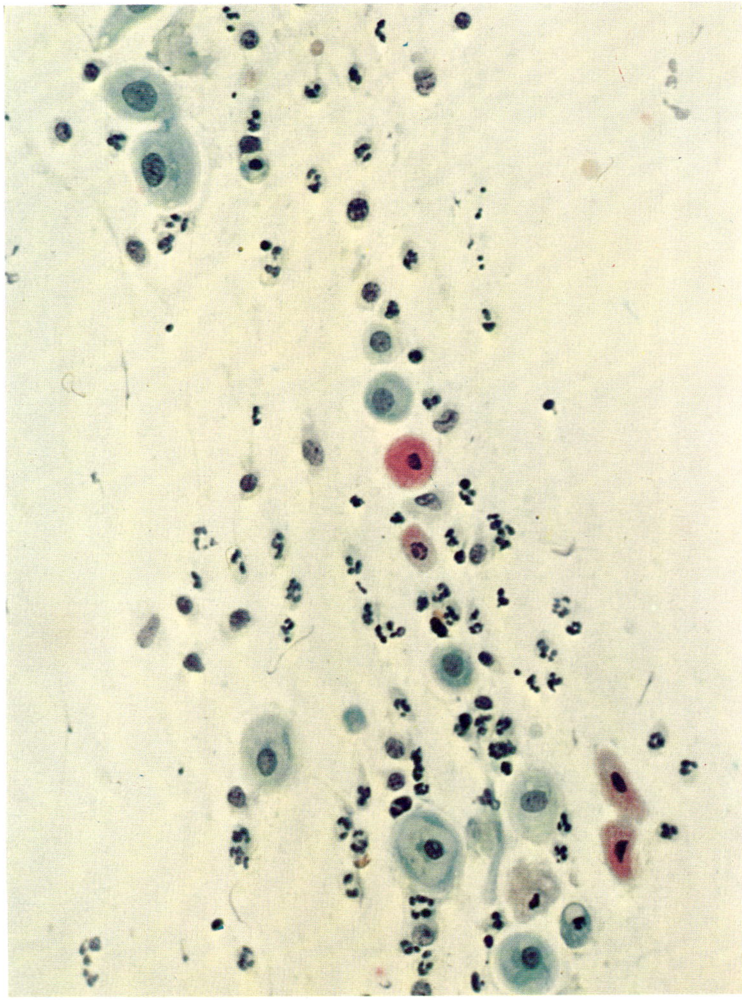

Bei der Information für den Zytologen durch den Begleitschein sollte vor allem auf folgende Punkte geachtet werden:

1. Alter der Patientin
2. Mensueller Stand (letzte Regel, Gravidität, Menopause etc.)
3. Eventuelle kurzfristig erfolgte vaginale Eingriffe (Ätzungen, Verschorfungen, Abrasiones, Probeexzisionen etc.)
4. Größere gynäkologisch-therapeutische Eingriffe (z. B. Ovarektomie, Uterusexstirpation, Bestrahlung etc.)
5. Jegliche klinischen und/oder kolposkopischen Verdachtsmomenten

Der untersuchende Arzt kann durch eine sorgfältige Entnahmetechnik, wie bereits oben erwähnt, aber auch durch eine hiermit zu verbindende ausführliche Information für den Zytologen nennenswert zu optimalen Untersuchungsergebnissen, vor allem zur Vermeidung von Fehldiagnosen durch falsche Interpretation des Zellbildes, beitragen.

Besonders sei auch darauf hingewiesen, daß entzündliche oder atrophische Veränderungen in der Vagina eine unnötige Anforderung an den Zytologen stellen und Ursache mancher Fehlbeurteilung oder Kontrollanforderung sind, eine Unannehmlichkeit für den behandelnden Arzt wie für die Patientin. Es wäre daher optimal, wenn solche Zustände vor der Abstrichentnahme nach kurzer Informationsdiagnose am Nativpräparat beseitigt würden (s. S. 35f, 86f).

Abb. 6:
Die Epithelverhältnisse der Portio
(in Anlehnung an Ober, Schneppenheim, Hamperl, Kaufmann*)*

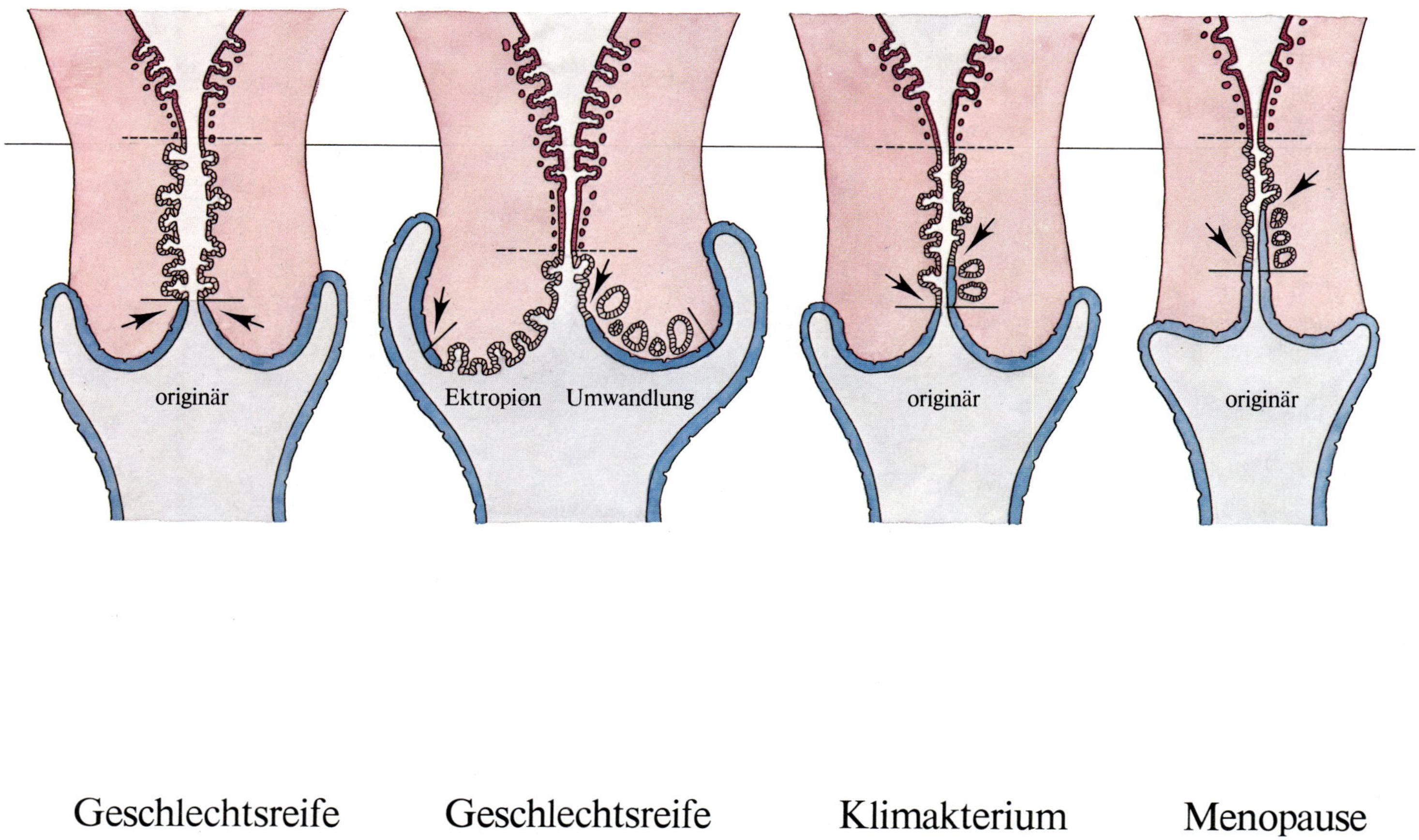

Funktions-zytologie

Das Vaginalepithel ist ein normalerweise nicht verhornendes Plattenepithel, das unter dem Einfluß vorwiegend der Ovarialhormone charakteristische Veränderungen in Form der Proliferation und Desquamation durchmacht. Durch den vorsichtigen Abstrich werden jeweils die obersten abschilfernden Zellagen der Diagnostik zugänglich und gestatten eine direkte Aussage über den momentanen Stand der Proliferation.

Das Epithel baut sich auf dem Stratum cylindricum, der Basalzellschicht, auf. Die Basalzellen sind fest mit der Basalmembran wie auch untereinander verbunden und kommen daher normalerweise im Abstrich nicht vor, es sei denn aus dem Bereich eines Übergangsepithels. Darüber liegt das mehrschichtige Stratum spinosum profundum, die Parabasalzellschicht, deren Zellen durch Interzellularbrücken miteinander verbunden sind. Bei Fehlen einer hormonalen Stimulation, also im Kindesalter und in der Menopause, bestimmen die Parabasalzellen das Ausstrichbild.

Unter hormonellem Einfluß, vornehmlich unter Wirkung der Östrogene, kommt ein rascher Aufbau über das Stratum spinosum superficiale, die Intermediärzellschicht, zum Stratum corneum, der Superfizialzellschicht, zustande. Auch die Intermediärzellen sind durch Interzellularbrücken miteinander ver-

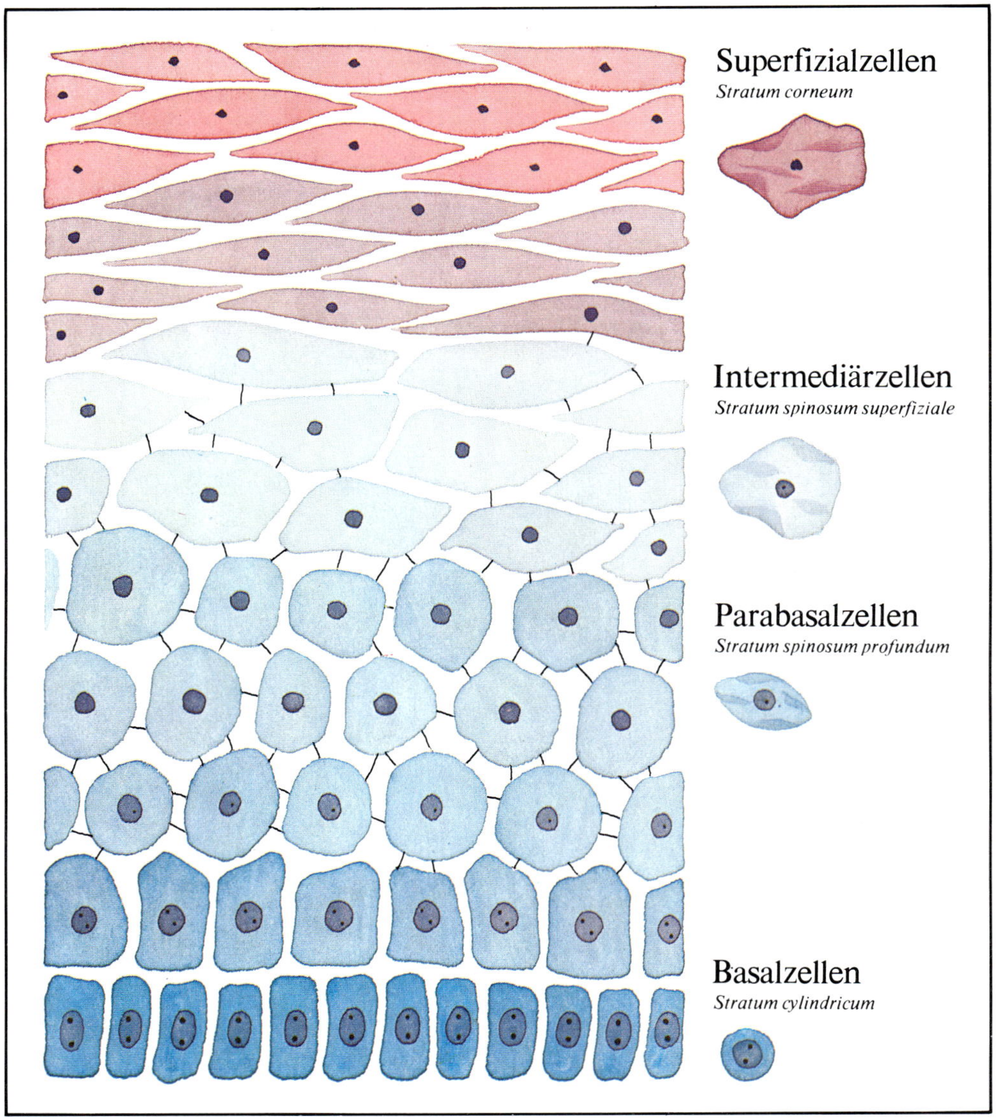

Abb. 7: Aufbau des Vaginalepithels

bunden und treten nur selten, dann bei Proliferationsübergängen, im Abstrich auf. Mit dem Proliferations*reiz* bewirkt das Follikelhormon weiterhin eine Änderung der Zellfeinstruktur im Sinne einer gewissen *Ausreifung* und des Desquamationsmodus, die besonders an den Superfizialzellen, bei denen wir solche der inneren Schicht von denen der äußeren Schicht unterscheiden, deutlich werden. Superfizialzellen der inneren Schicht werden von manchen Autoren noch zu den Intermediärzellen gerechnet. Diese unterscheiden dann kleine und große Intermediärzellen. Proliferationsgrad und Veränderungen der Superfizialzellen bilden die Grundlage der hormonellen Zytodiagnostik.

Als optimale Kurzinformation über den hormonellen Funktionsstand bietet sich die Gradeinteilung, die SCHMITT 1953 aufstellte, an:

Grad 1: Parabasalzellen
Grad 2: Intermediärzellen
Grad 3: Superfizialzellen der inneren Schicht
Grad 4: Superfizialzellen der äußeren Schicht

6 Zwischengruppen erlauben eine weitere Differenzierung der Zellbilder. Der Proliferationsgrad wird grundsätzlich immer in arabischen Zahlen angegeben zum Ausschluß von Verwechslungen mit der römisch numerierten Gruppeneinteilung nach PAPANICOLAOU bei der Krebsfährtensuche. Zur exakten zytohormonalen Beurteilung ist natürlich die zusätzliche textmäßige Befundung erforderlich, da die *SCHMITTsche Einteilung* insbesondere den Desquamationsmodus nicht berücksichtigt.

Die zytohormonale Funktionsdiagnostik gibt dem behandelnden Arzt folgende Möglichkeiten:

1. Abklärung von ovariellen Dysfunktionen
2. Abklärung von Amenorrhoen
3. Bestimmung des Ovulationstermines in der Sterilitätsberatung
4. Abklärung der Erfolgsaussichten bei der Behandlung des Abortus imminens

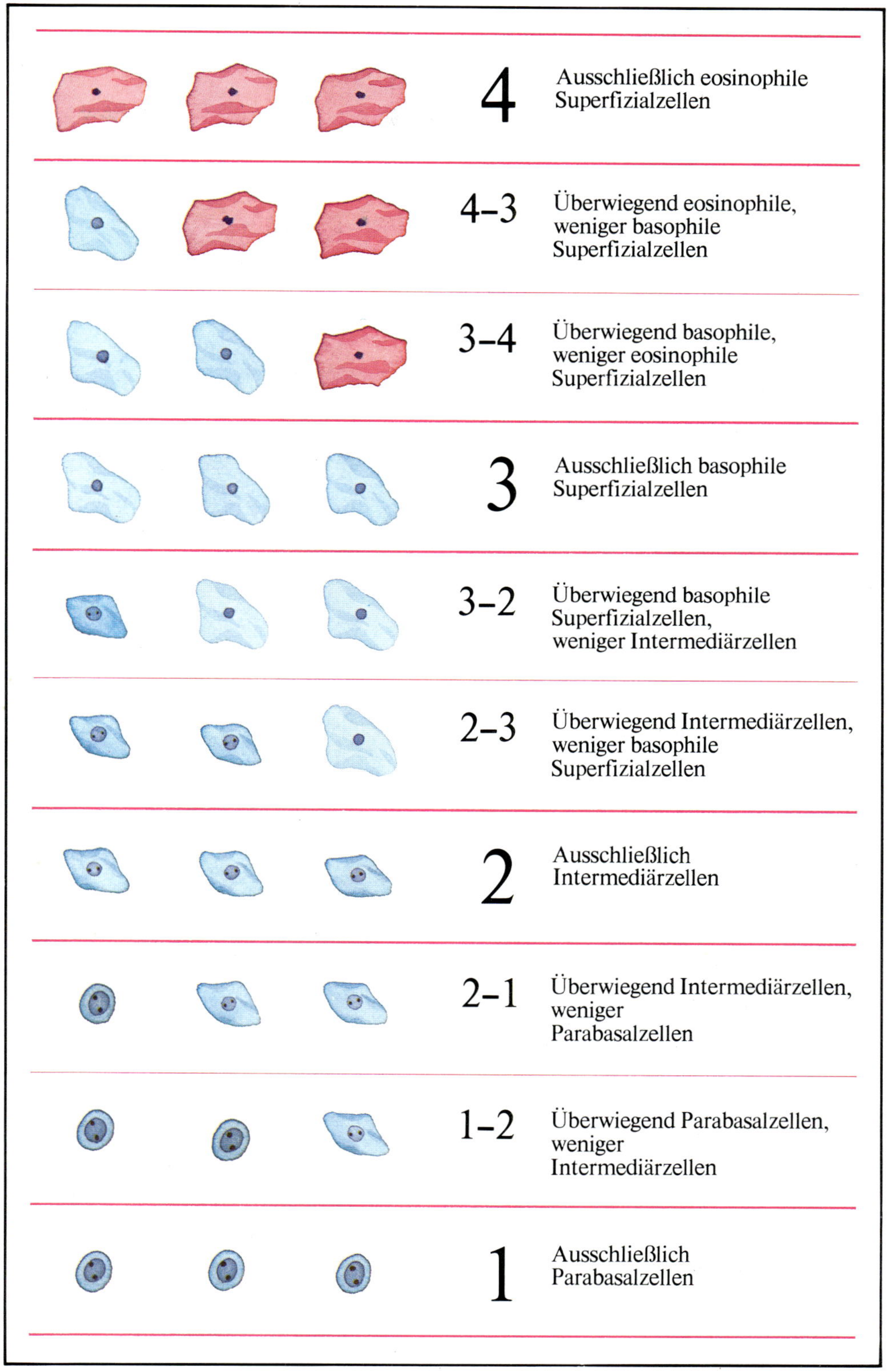

Abb. 8: Gradeinteilung nach Schmitt

Abb. 9:
Kindheit
Vaginalabstrich eines 12jährigen Mädchens. Menarche noch nicht eingetreten. Frage nach hormoneller Aktivität eines nicht abgeklärten Unterbauchtumors.
Eine hormonelle Stimulation des Epithels ist im vorliegenden Fall ausgeschlossen.
(Grad 1/Gruppe I)

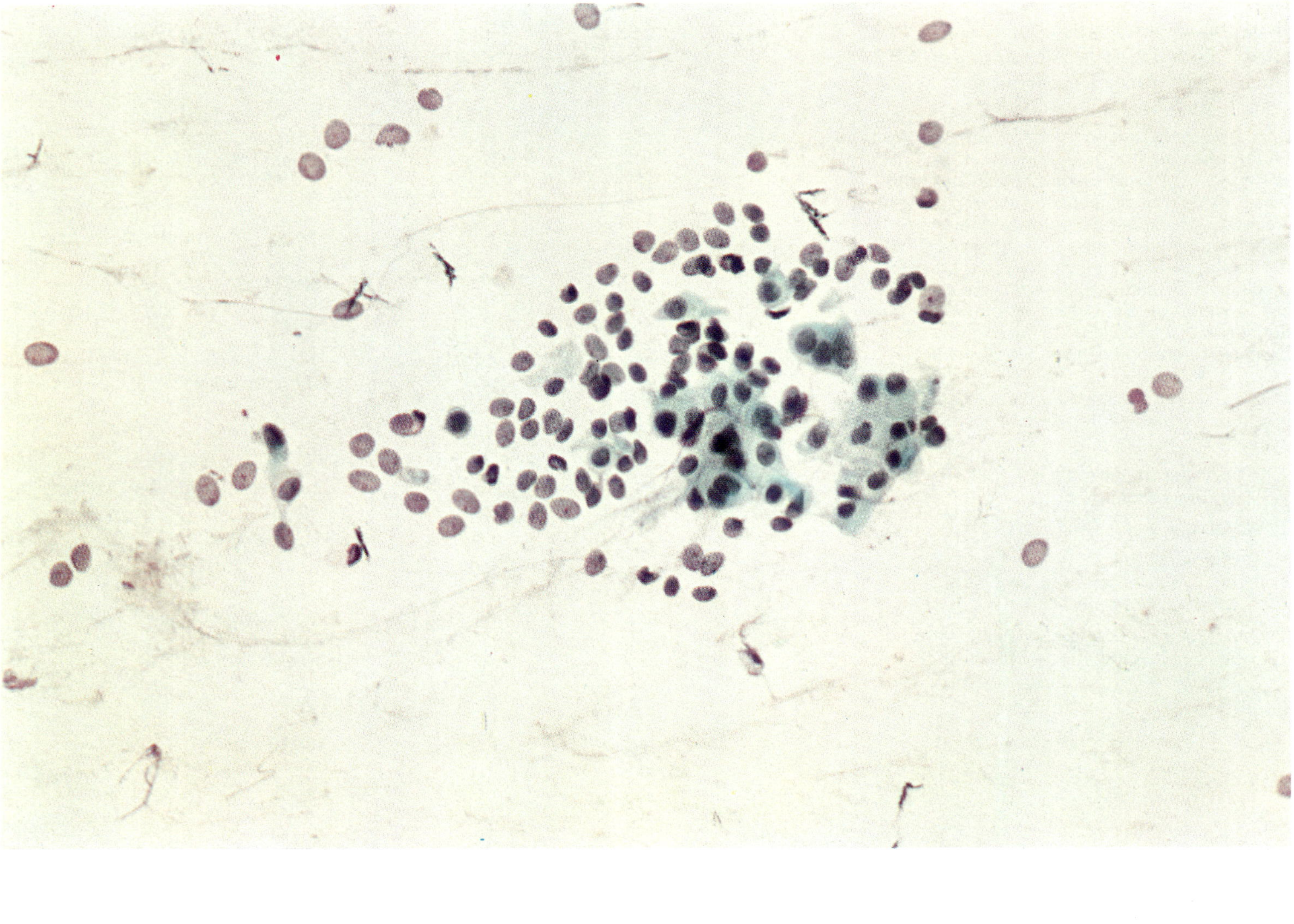

Das Funktionszellbild

In der **Kindheit** zeigt das Epithel noch ein völlig atrophes Bild als Ausdruck der physiologischen Hypoplasie. Es treten nur Parabasalzellen, teils haufenförmig, teils nacktkernig, auf. Dazwischen liegen oft überalterte Granulozyten und Chromatinfäden zerfallender Kerne *(Abb. 9)*.

In der **Geschlechtsreife** baut sich das Epithel unter Follikelhormonwirkung rasch bis zur Superfizialzellschicht auf, deren Zellen nun dem Auf und Ab des hormonellen Zyklus folgen. Unter Anstieg des Follikelhormons kommt es zur zunehmenden *Ausreifung* der Superfizialzellen. Die Epithelzellen liegen in dieser Phase gern in losen Verbänden flach ausgebreitet. Die großen basophilen (blaugefärbten) Zellen der sogenannten inneren Superfizialzellschicht mit bläschenförmigem Kern reifen unter Östrogeneinfluß aus. Die Kerne werden durch Schrumpfung des Kernplasmas und Strukturverlust kleiner und optisch dichter (Pyknose), gleichzeitig wird das Zytoplasma eosinophil, es färbt sich zart rot. Zahlenmäßig nehmen also die Zellen des Grades 3 mit zunehmender Proliferation ab, die des Grades 4 zu *(Abb. 10)*.

Abb. 10:
Geschlechtsreife: Proliferationsphase
8. Tag eines 28tägigen Zyklus einer 22jährigen Patientin.
(Grad 3 bis 4/Gruppe I)

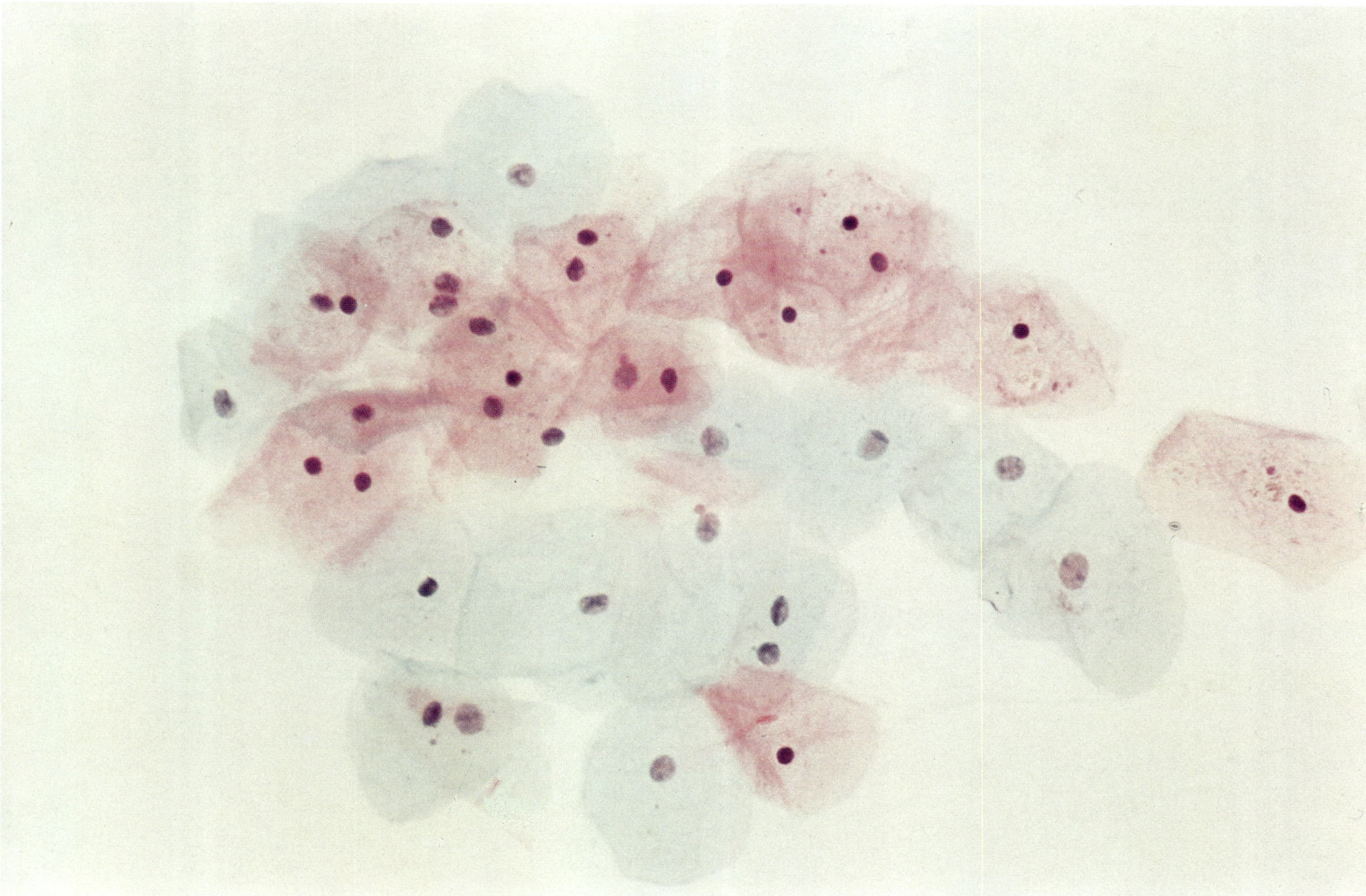

Abb. 11:
Geschlechtsreife: Ovulationsphase
12. Tag eines 28tätigen Zyklus einer 22jährigen Patientin.
(Grad 4/Gruppe I)

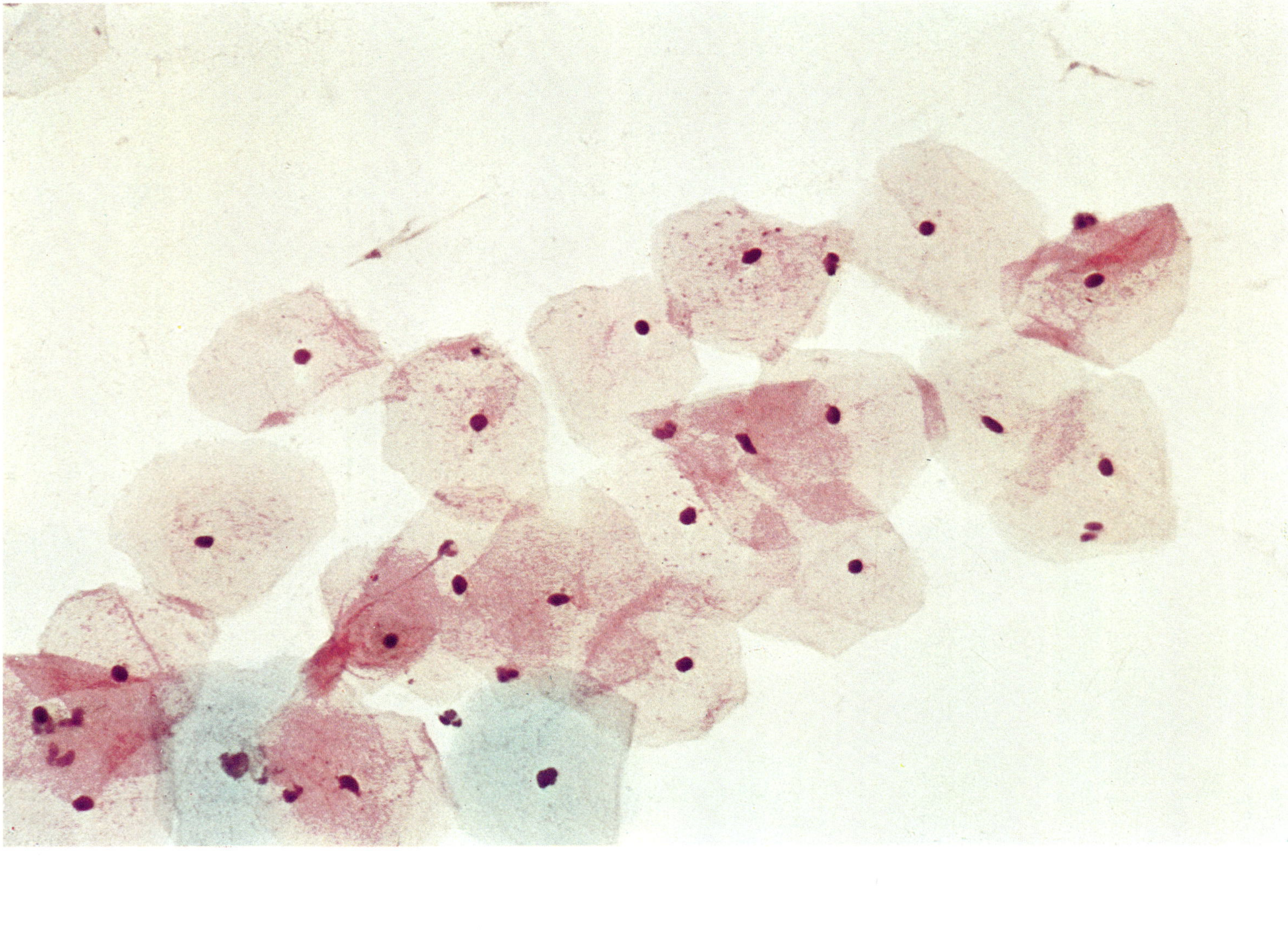

Auf der Höhe der Follikelhormonwirkung sind alle abgeschilferten Zellen ausgereift, das Zytoplasma ist durchweg eosinophil, die Kerne sind pyknotisch. Wie in der Proliferationsphase liegen die Zellen noch in losen Verbänden, flach ausgebreitet *(Abb. 11)*.

Unter Einfluß des Gelbkörperhormons kommt es am Vaginalepithel zu Auflockerungsvorgängen analog zu den sekretorischen Umwandlungen am Endometrium. Im Abstrich nehmen die eosinophilen, ausgereiften Zellen mit schwindendem Follikelhormoneinfluß zahlenmäßig ab, es treten wieder vermehrt basophile Zellen auf. Als Ausdruck der epithelialen Auflockerung unter Einfluß des Corpus-luteum-Hormons weichen die Einzelzellen auseinander, die Zytoplasmawände rollen sich durch Turgorverlust ein und fälteln sich auf. Als Folge der vermehrten Abschilfe-

Abb. 12:
Geschlechtsreife: Sekretionsphase
22. Tag eines 28tägigen Zyklus einer 22jährigen Patientin.
(Grad 3 bis 4/Gruppe I)

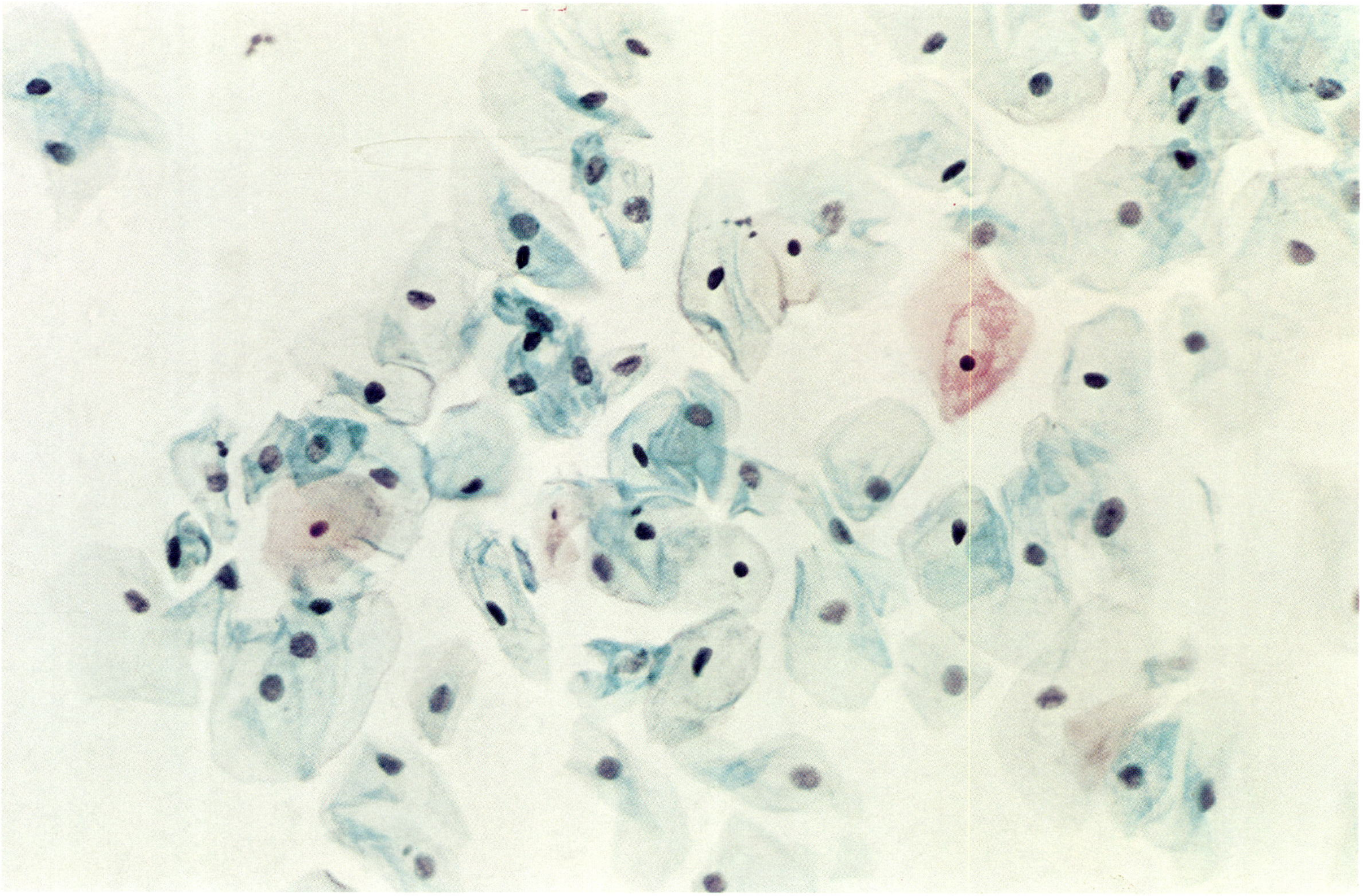

Abb. 13:
Geschlechtsreife: Gravidität Mens VI
26jährige Patientin.
(Grad 3/Gruppe I)

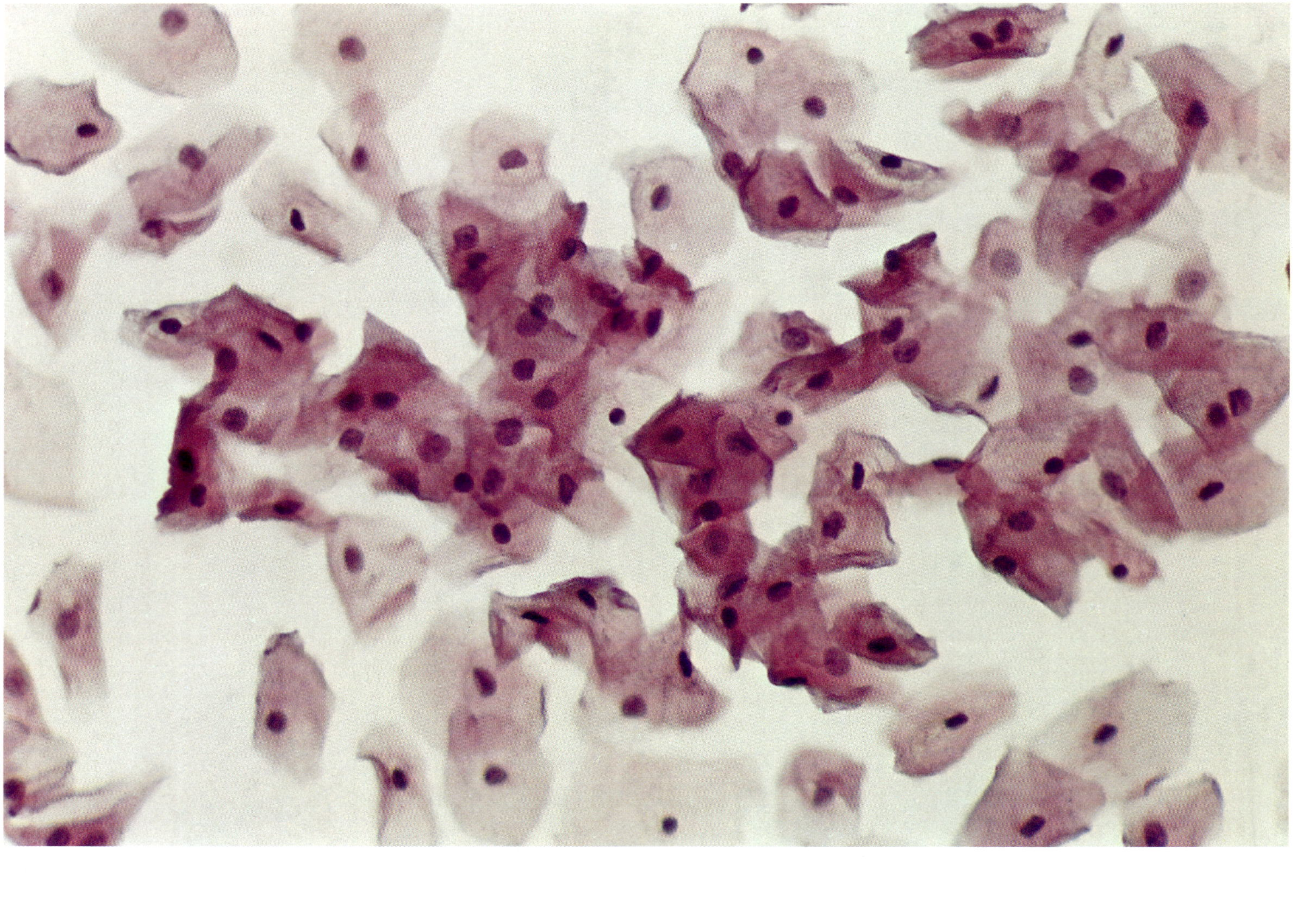

rung werden die Zellen im Abstrich oft zu Haufen zusammengedrängt *(Abb. 12)*.

In der **Schwangerschaft** werden die Auflockerungsvorgänge am Epithel unter dem besonders starken Einfluß des Corpus-luteum-Hormons besonders deutlich. Im Abstrich treten massenhaft zyanophile Superfizialzellen mit bläschenförmigen Kernen und besonders starker Fältelung und Rollung des Zytoplasmas auf. Der an sich zyanophile Zytoplasmafarbton geht dabei häufig ins Violette über. Dies ist für die Gravidität typisch. Die Genese ist nicht geklärt *(Abb. 13)*.

Postpartal bietet der Zellabstrich mit sich verstärkender Follikelhormonwirkung ein weitgehend gleiches Bild, wie man es auch im Klimakterium mit langsam erlöschender Hormonwirkung findet. Es treten Zellformen aller Schichten auf, meist einzeln liegend, bis zur ausgereiften Superfizialzelle. Als Unterscheidungsmerkmal für das Auftreten von Parabasal- und Intermediärzellen beim Abstrich vom Bereich einer Umwandlungszone, bei dem letztere in Gruppen zwischen den Superfizialzellen liegen, sind die einzelnen Zelltypen hier gleichmäßig durchmischt *(Abb. 14)*.

Abb. 14:
Geschlechtsreife: Postpartaltyp
(Ähnlich: Klimakterium; Mischtyp nach Limburg*)*
25jährige Patientin 4 Wochen post partum.
(Grad 1 bis 4/Gruppe I)
Zwischen den Epithelien massenhaft Granulozyten

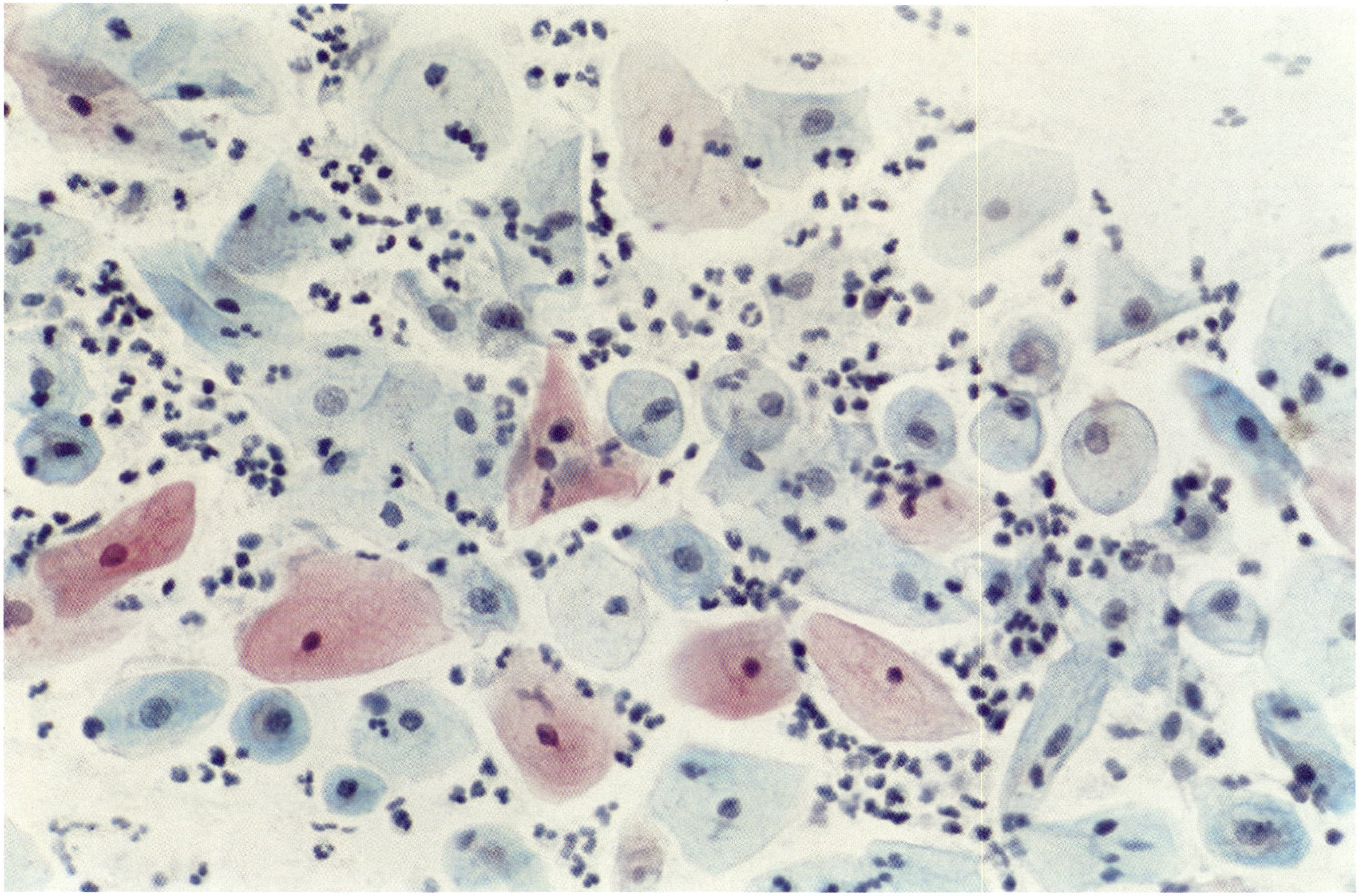

Abb. 15:
Klimakterium (Androgentyp)
52jährige Patientin nach 12monatiger Amenorrhoe.
(Grad 1 bis 4/Gruppe I)

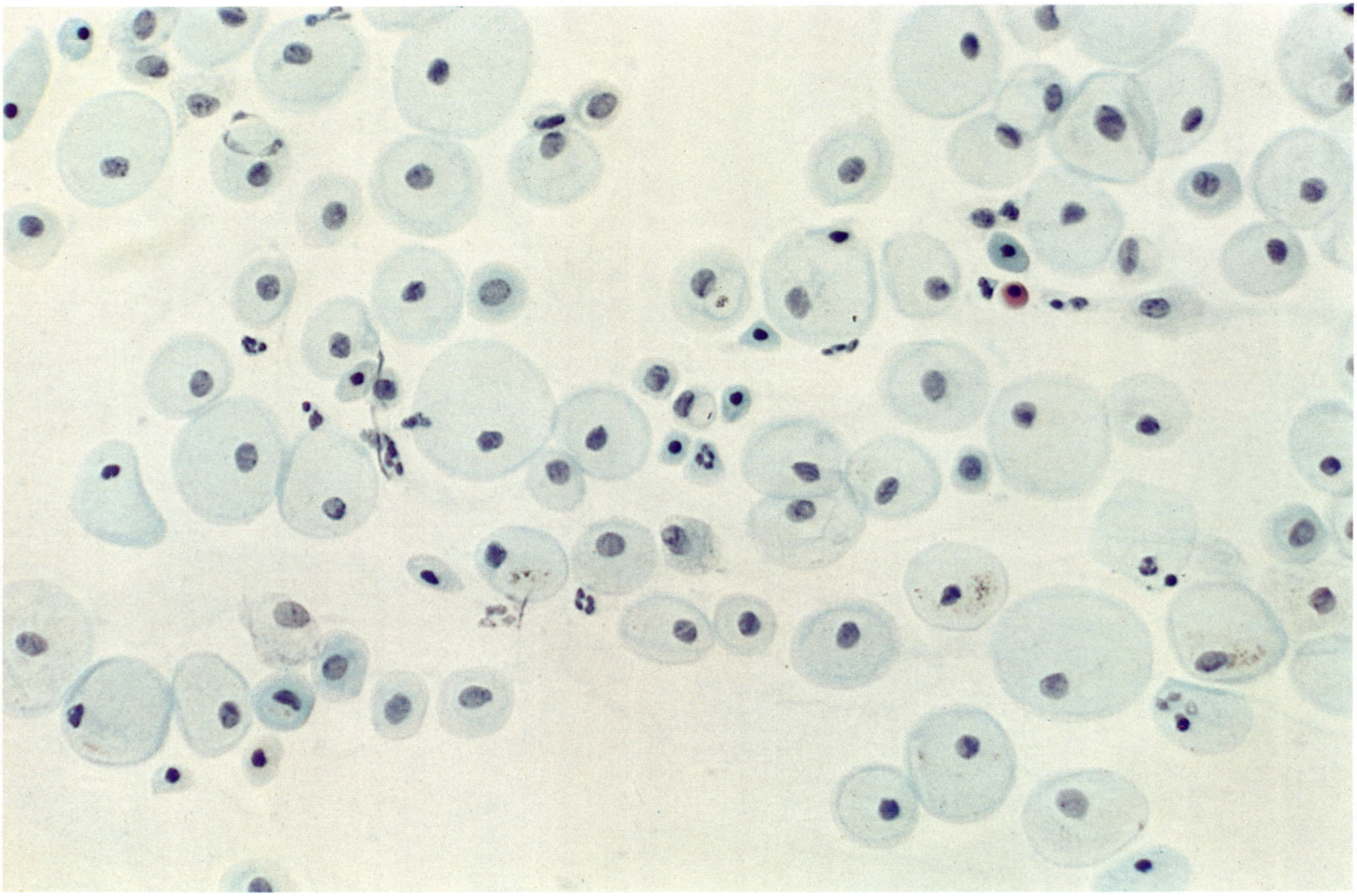

Im **Klimakterium** findet man zeitweise eigenartige Zellbilder, die neben einer noch geringen Follikelhormonwirkung, erkennbar an der guten Ausreifung einzelner Superfizialzellen, zusätzlich eine Wirkung androgener Steroide vermuten lassen. Es treten vorwiegend Parabasal- und Intermediärzellen auf, die, lose nebeneinanderliegend, eine gewisse Kernpyknose und Chromatinanreicherung zeigen *(Abb. 15)*.

Nach vollständigem Erlöschen der Hormonwirkung in der **Menopause** finden sich im Abstrich nur noch Parabasalzellen im Verband oder in Autolyse begriffen bis zum Auftreten nackter Kerne. Dazwischen liegen charakteristische fadenförmige Chromatinstücke, die weitgehend von zerfallenen Leukozyten stammen. Das Zellbild ist oft kaum von dem der Kindheit unterscheidbar *(Abb. 16)*.

Abb. 16:
Menopause: völlige Atrophie
75jährige Patientin, seit 26 Jahren in der Menopause.
(Grad 1/Gruppe I)

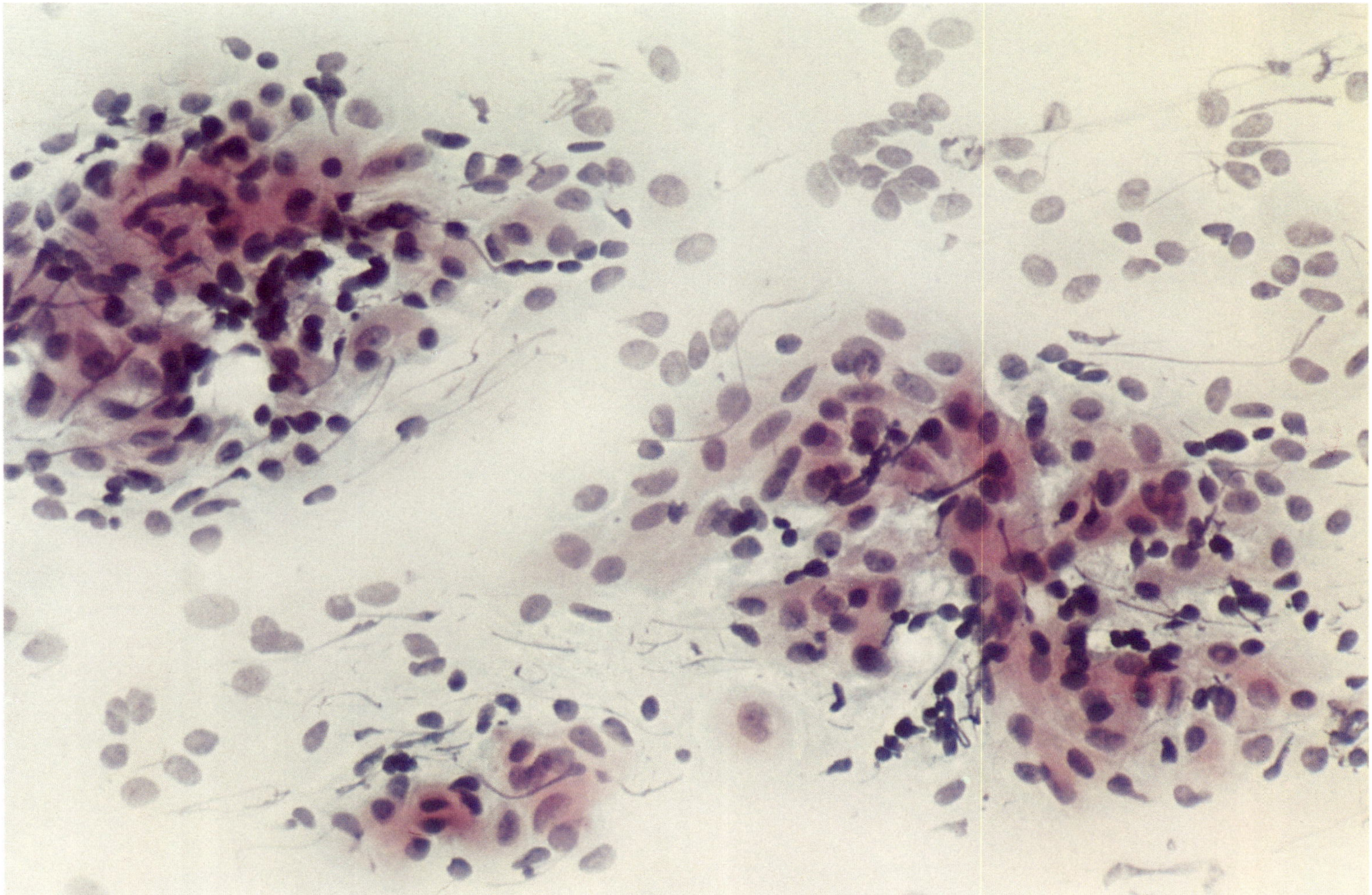

Abb. 17:
***Zervikalzellen** im Verband*
(Grad 3 bis 4/Gruppe I)

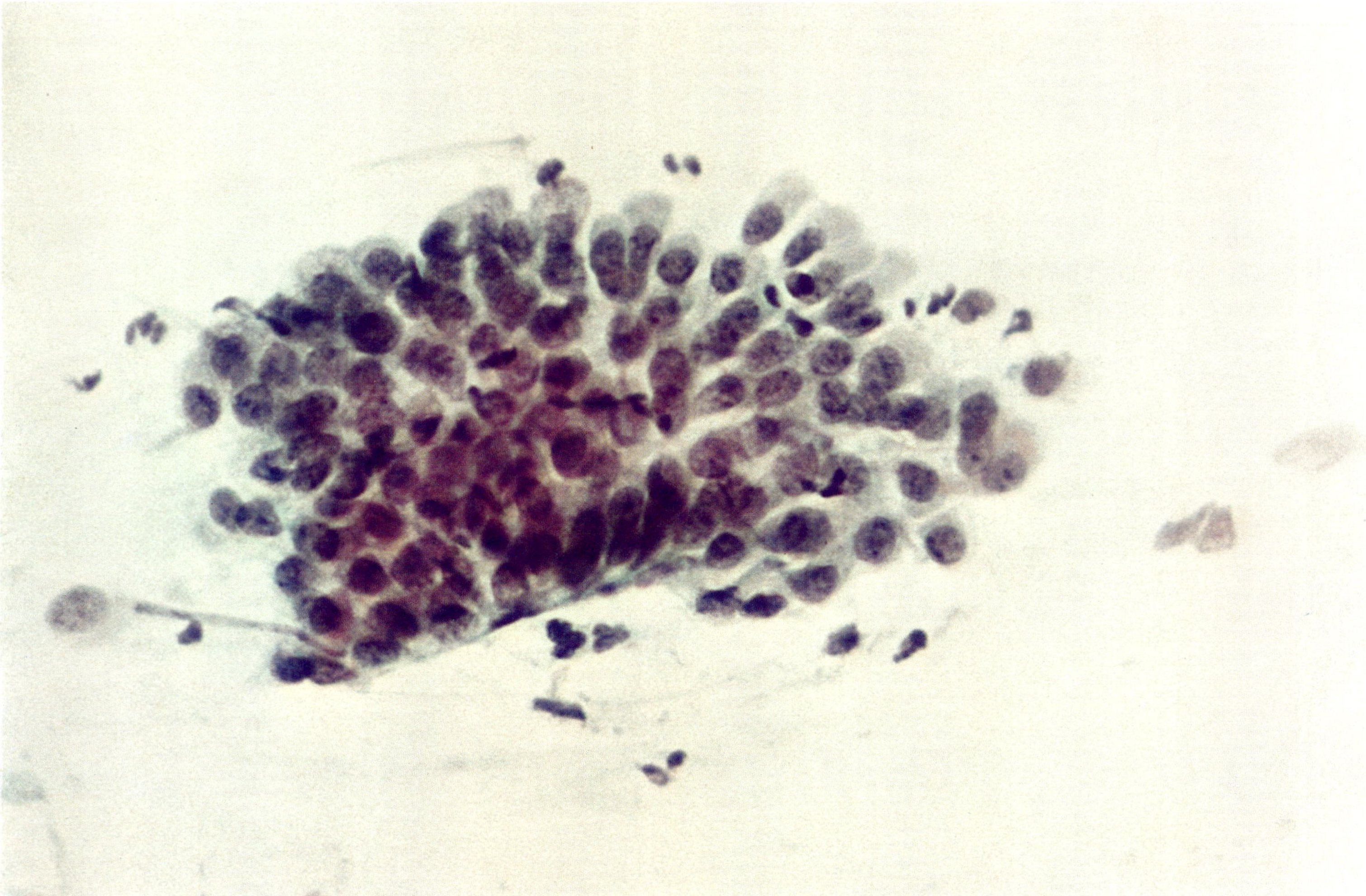

Nicht suspekte Zellbefunde

In Abstrichen der Ekto- und Endozervix finden sich häufig **Zylinderepithelzellen** vom sekretorischen Typ, die sich meistens in Verbänden in Aufsicht darbieten und hier ein typisches wabenförmiges Bild zeigen *(Abb. 17)*. Seltener treten Flimmerzellen auf, die meist einzeln liegen und sich in seitlicher Ansicht darstellen. Der Kern ist in der Mitte gelegen, den distalen Zellabschluß bildet eine bei *Papanicolaou-Färbung* rote Membran mit dichtem Zilienbesatz *(Abb. 18)*.

Abb. 18:
***Flimmerzellen** aus der Endozervix (Ölimmersion)*

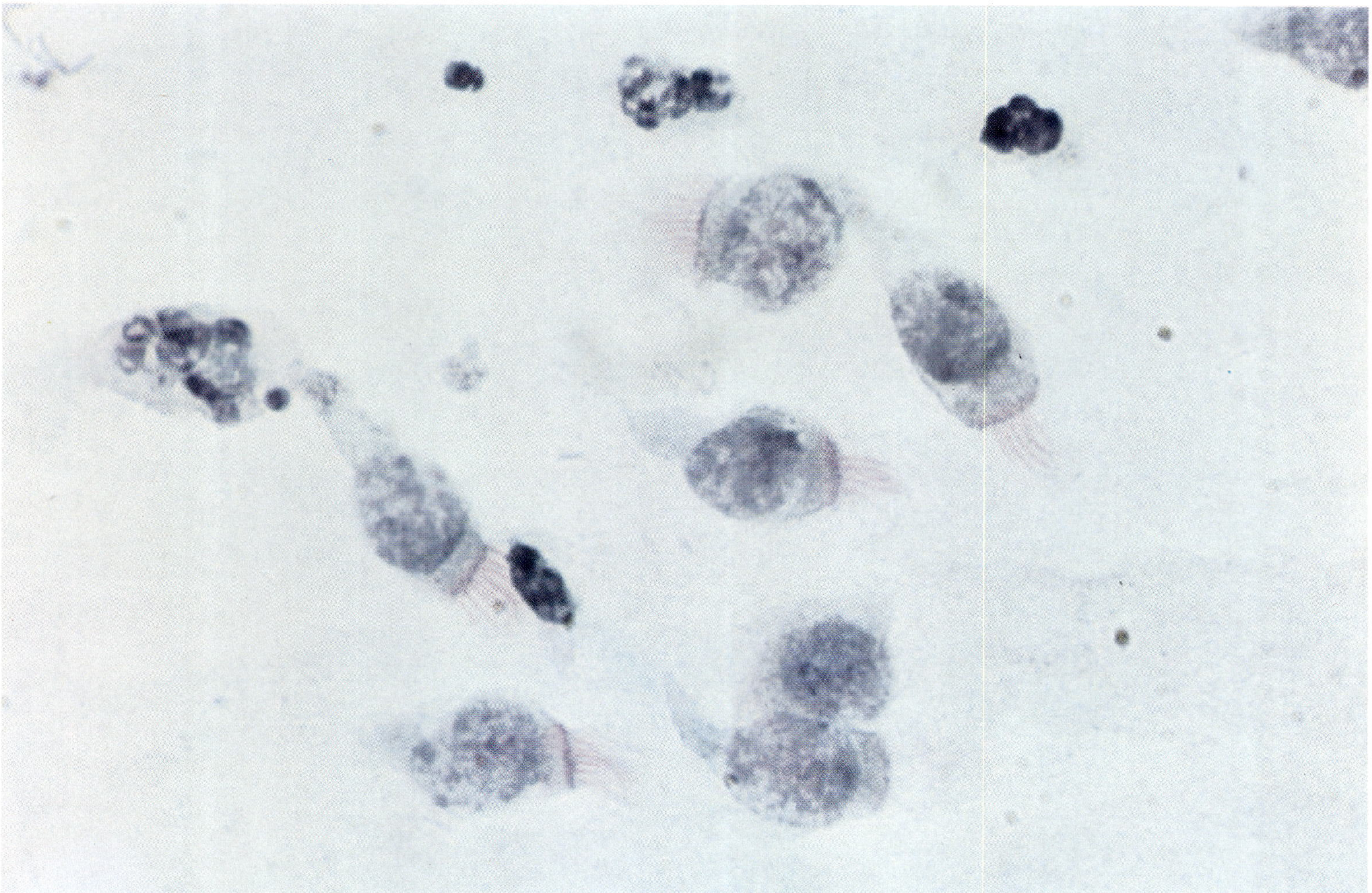

Abb. 19:
***Endometriumzellen** zwischen Superfizialzellen*
6. Tag der Menses einer 24jährigen Patientin.
(Grad 3 bis 4/Gruppe I)

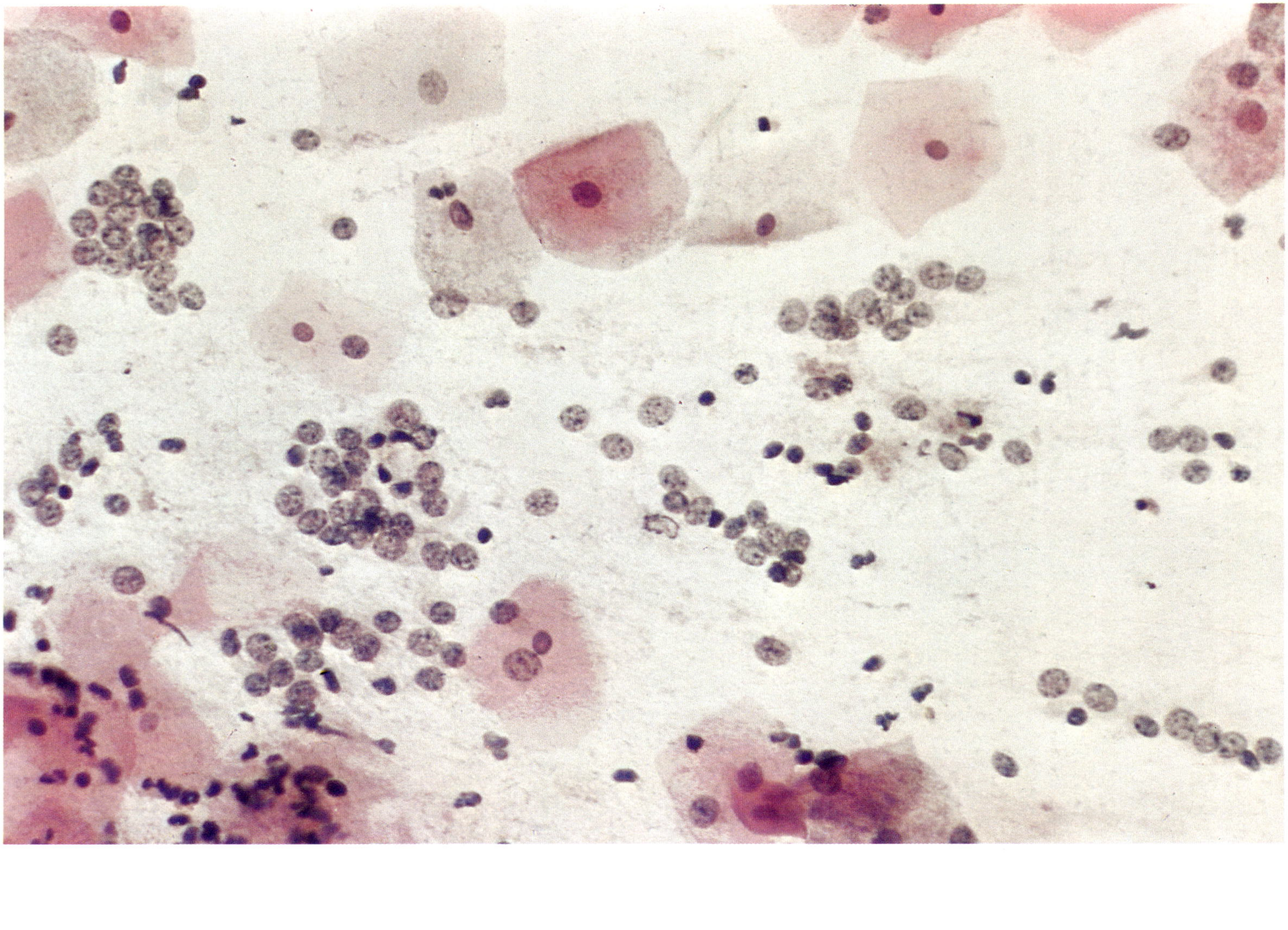

Endometriumzellen treten allgemein im Abstrich nur während der Menstruation auf, können jedoch auch bis zum 10. Tag des Zyklus angetroffen werden. Der an sich schon zarte Zytoplasmasaum zerfällt auf dem Weg portiowärts weitgehend, so daß von den Zellen im Abstrich nur die haufenförmig angeordneten Kerne übrigbleiben. Diese zeigen eine charakteristisch scharf gezeichnete Kernmembran und ein ebensolches Chromatingerüst neben einem bis mehreren Nukleolen *(Abb. 19)*.

Wenige Tage nach einer Abortabrasio findet man im Abstrich häufig parabasalzellähnliche Gebilde, deren Kern in seiner Chromatinstruktur den Endometriumzellen ähnelt, jedoch erheblich größer und chromatinreicher ist. Diese Zellen liegen ebenfalls vorwiegend in Gruppen und dürfen in Kenntnis der Anamnese als **Deziduazellen** gedeutet werden. Die erhebliche Kernvergrößerung und Polychromasie (s. S. 39) ergeben jedoch ein Suspizium, das die Kontrolle des Abstriches angeraten sein läßt *(Abb. 20)*.

In Unkenntnis der Anamnese werden solche Abstriche häufig in Gruppe III eingestuft. Aufgrund der diagnostischen Schwierigkeiten sollte zur Vermeidung unnötigen Arbeits- und Zeitaufwandes und nicht zuletzt zur Vermeidung einer unnötigen Verunsicherung der Patientin ein zytologischer Abstrich nur in besonders gelagerten Fällen in den ersten 4 bis 6 Wochen post partum oder abortum entnommen werden und mit sorgfältiger Angabe zur Anamnese und Fragestellung eingesandt werden.

Abb. 20:
***Deziduazellen,** Superfizialzellen, massenhaft Granulozyten*
5. Tag post abrasionem, Abort Mens IV, 28jährige Patientin.
(Grad 4/Gruppe II, Rat zur Kontrolle)

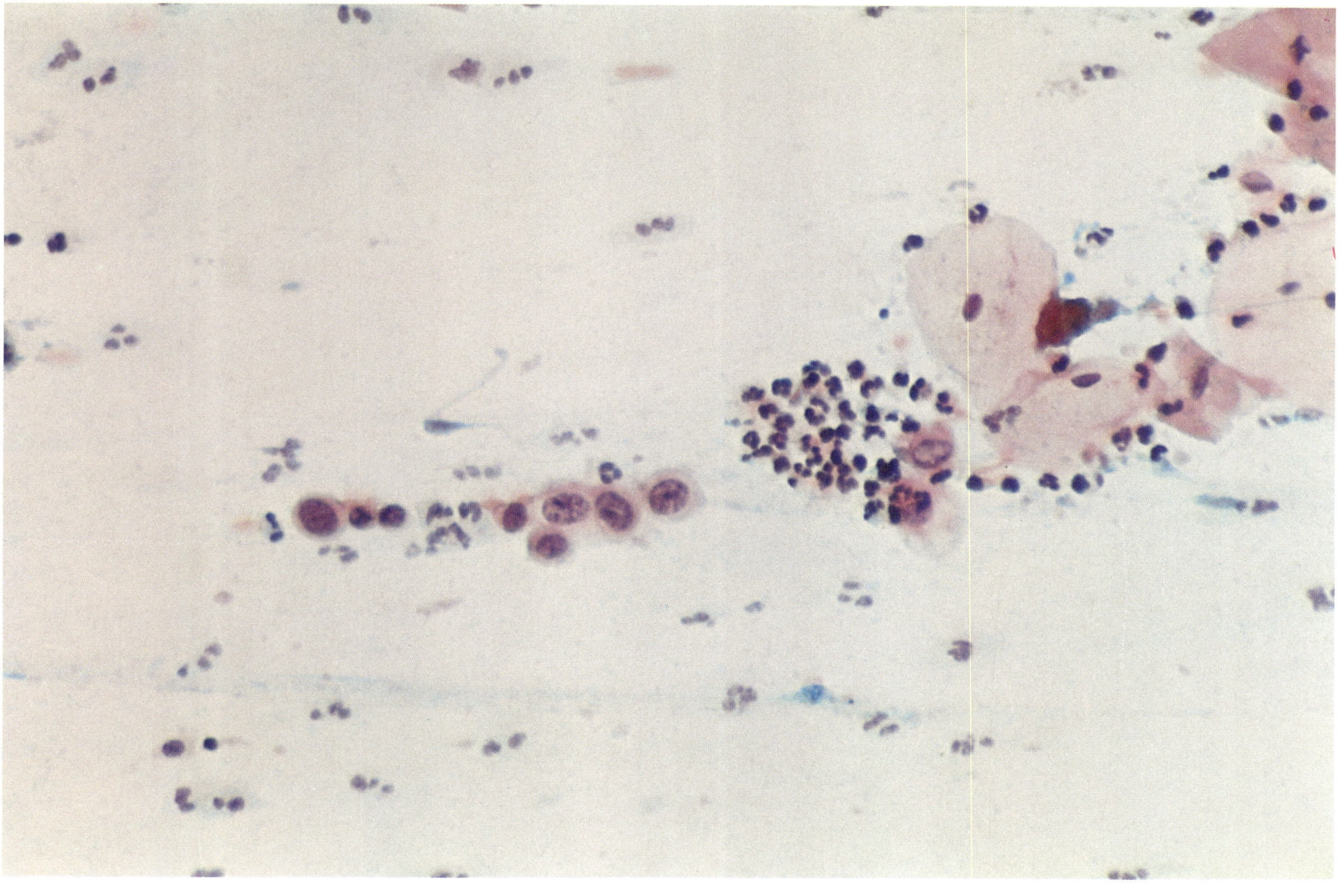

Abb. 21:
***Histiozyten,** Superfizialzellen, Granulozyten*

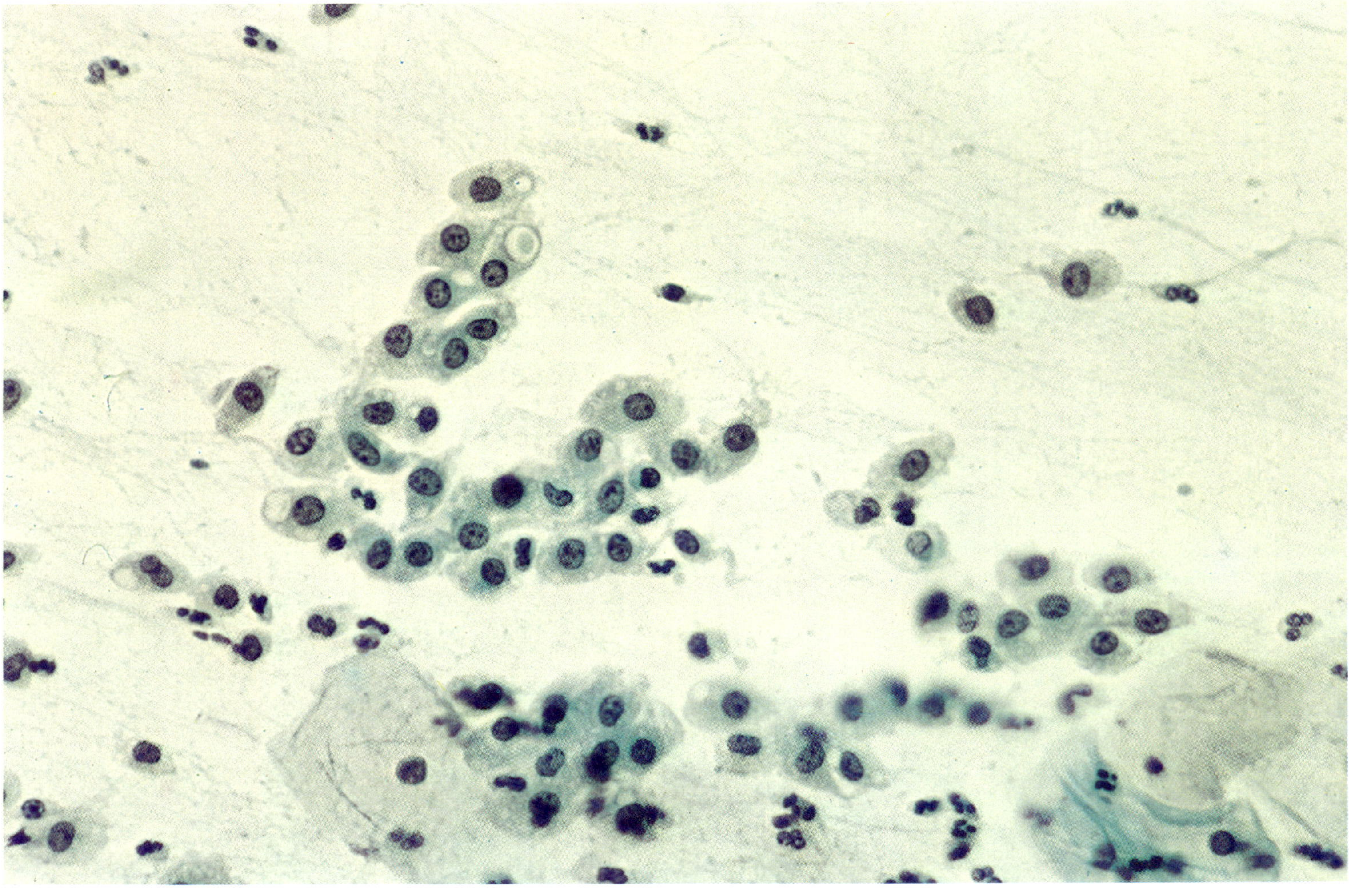

Histiozyten finden sich auch ohne sonstige Zeichen eines entzündlichen Prozesses häufig in Gruppen und Straßen im Ausstrich. Sie fallen auf durch einen in seiner Struktur polychromatisch scharf gezeichneten, oft bohnenförmigen Kern und ein etwas verwaschenes schaumiges Zytoplasma, das sich meist zart blau, gelegentlich aber auch rötlich anfärbt *(Abb. 21)*.

Selten werden im Vaginalabstrich **Plasmazellen** gefunden. Sie treten wohl als Ausdruck kaum faßbarer allergischer Vorgänge oder auch chronischer Entzündung auf und liegen dann ähnlich den Histiozyten in Gruppen und Straßen. Ihre Kerne sind stark chromatinhaltig, somit dunkel gefärbt, meist an den Rand des Zelleibes gedrängt. Das Zytoplasma ist relativ homogen und eosinophil, also rötlich gefärbt. Die für Plasmazellen typische Radspeichenstruktur des Kernes läßt sich nur selten, wohl aufgrund der Färbemethode, nachweisen *(Abb. 22)*.

Hin und wieder werden auch mehrkernige Riesenzellen angetroffen. Diese sind histiozytären Ursprungs und kommen ebenfalls bei chronischen Reiz- oder Entzündungszuständen vor.

In der Menopause können solche Riesenzellen durch Zusammenfließen des Zytoplasmas der Parabasalzellen vorgetäuscht werden, diese werden dann als Pseudoriesenzellen bezeichnet.

Abb. 22:
***Plasmazellen,** Superfizialzelle, Bakterien*

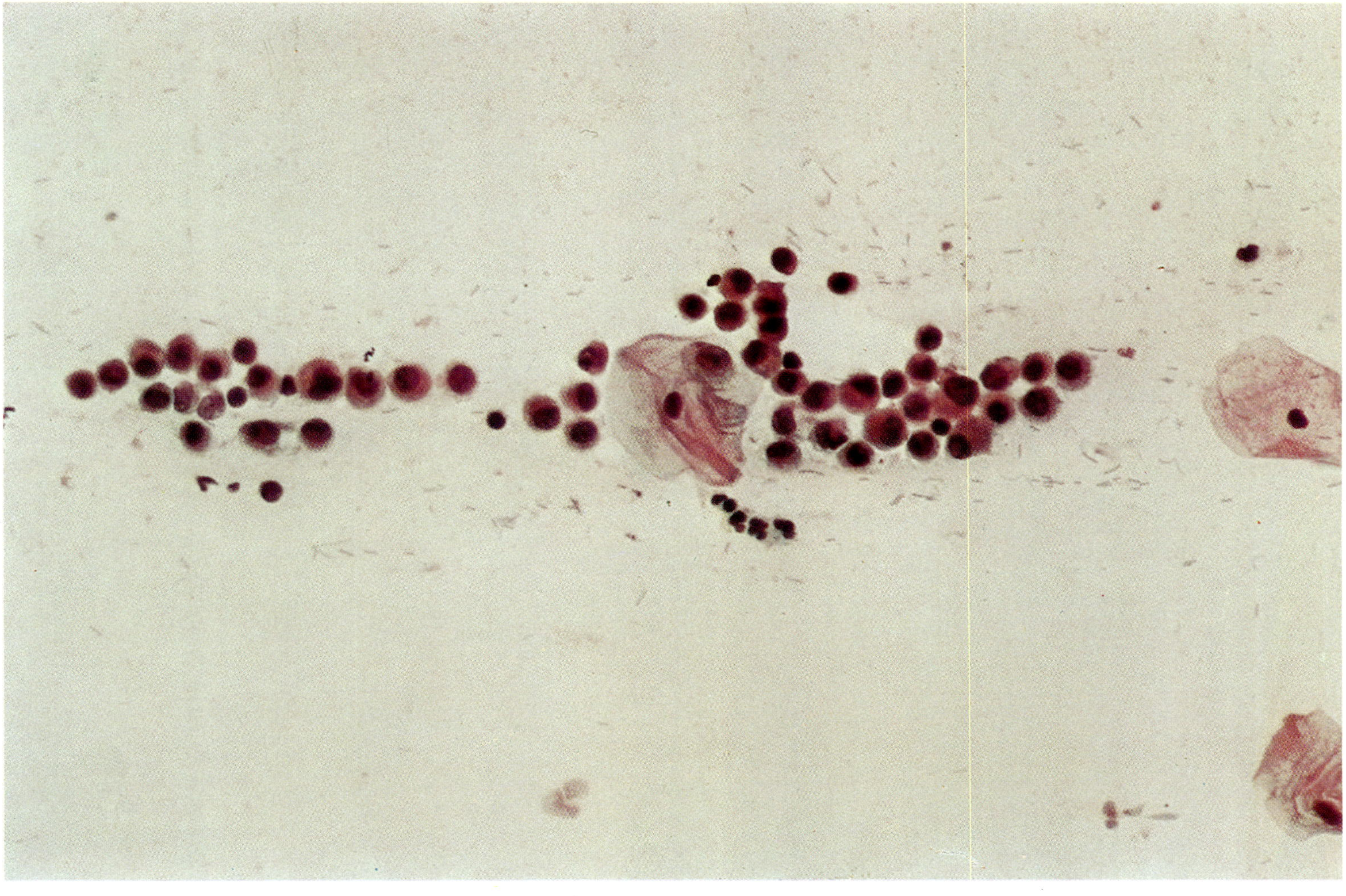

Krebsfährtensuche

Abb. 23:
***Gruppe III** nach* Papanicolaou
Portioabstrich einer 31jährigen Patientin. Bild einer Kolpitis mit reichlich Leukozyten und vergrößerten runden Zellkernen vereinzelter Parabasalzellen. Darüber hinaus jedoch treten Zellen mit erheblich veränderten und sehr chromatinreichen, im Bild stark angefärbten Kernen auf, die jedoch nicht eindeutig als Dyskaryosen oder Tumorzellen eingestuft werden können. Sie bestimmen die Diagnose.
Im vorliegenden Fall blieben die Veränderungen auch nach Kolpitisbehandlung bestehen. Die Konisation nach der zweiten Kontrolle ergab ein einfach atypisches Epithel.

Die Domäne der Vaginalzytologie stellt heute die Krebsfährtensuche dar, da der Entstehungsort einer der häufigsten malignen Erkrankungen der Frau, das Zervixkarzinom, der Zellabstrichentnahme leicht zugänglich ist. Im Rahmen der Reihenuntersuchung aller Frauen im geschlechtsreifen Alter darf in 0,6 bis 0,7% der Erstuntersuchungen mit der Auffindung einer Praecancerose oder eines invasiven Karzinoms gerechnet werden. (MAJEWSKI 0,6% bei 5631 Fällen, MARSHALL 0,7%, CHRISTOPHERSON 0,7% bei 73888 Erstuntersuchungen, ERICKSON [Memphisprogramm] 0,7% bei 108000 Fällen, SOOST 0,9% bei 38000 Fällen in der Zeit von 1958 bis 1962). Die Quote positiver Befunde hat sich in den nunmehr knapp 30 Jahren seit der Inauguration der Methode erheblich verringert. PAPANICOLAOU und TRAUT gaben in ihrer Monographie 1943 unter 3014 Fällen fast 6% Karzinome an. Hier ist allerdings eine gewisse Präselektion zu berücksichtigen. ZINSER und Mitarbeiter fanden in den Jahren 1957 bis 1961 bei 139802 untersuchten Frauen 1,7% histologisch gesicherte Karzinome unter Einschluß des Carcinoma in situ. Durch die Ausweitung der Methode im Rahmen der Reihenuntersuchungen, vor allem auch auf die jüngeren Altersgruppen, sank die Quote schließlich auf 0,6 bis 0,7% bei Erstuntersuchungen.

Die Effektivität der Methode ist durch verschiedene Langzeitstudien belegt. So fanden beispielsweise ERICKSON und Mitarbeiter bei der Zweituntersuchung des Memphisprogrammes in 33000 Fällen nur noch 0,25% histologisch verifizierbare positive Befunde. MARSHALL gab bei einem geschlossenen Kollektiv von ca. 20000 Frauen bei regelmäßiger zytologischer Kontrolle einen Rückgang der

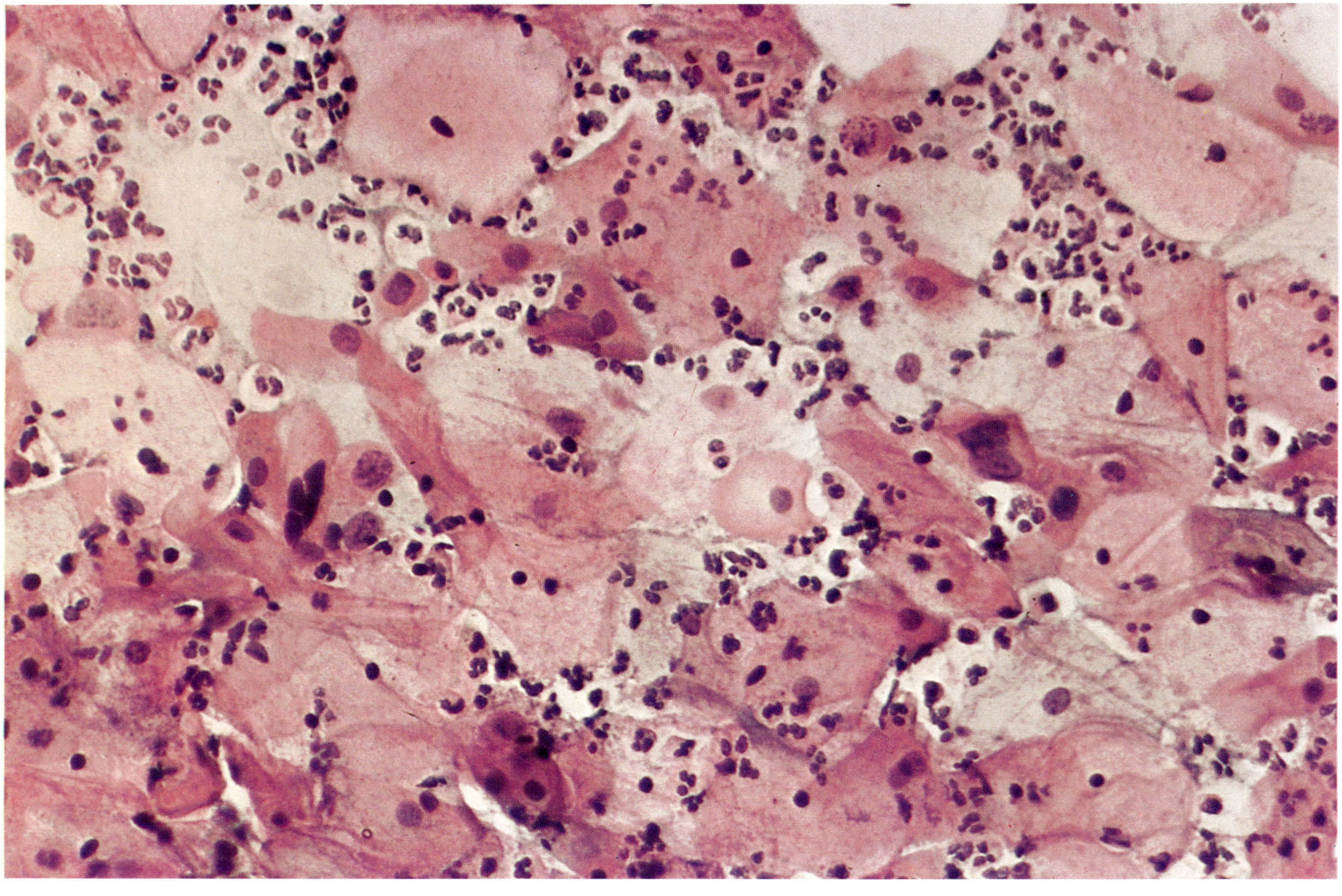

positiven Befunde von 0,71 % im Jahre 1958 auf 0,15 % im Jahre 1963 an. CHRISTOPHERSON zeigte 1966 an ausgedehnten Untersuchungen, daß das Zervixkarzinom durch regelmäßige zytologische Kontrollen weitestgehend vermeidbar ist.

Zahl der Untersuchungen	Invasives Karzinom Häufigkeit / 1000 Frauen	Carcinoma in situ Häufigkeit / 1000 Frauen
1.	3,07	3,91
2.	0,87	1,65
3.	0,31	1,70
4. u. weitere	0,00	1,02

Abb. 24:
***Gruppe III** nach Papanicolaou*
Portioabstrich einer 65jährigen Patientin. Bei menopausalem Zellbild treten einzelne etwas blasse nackte Kerne von unterschiedlicher Größe und unterschiedlichem Chromatingehalt auf. Das Bild ist durch leichte Fehlfixierung infolge Lufttrocknung etwas verwaschen und daher nicht eindeutig, somit eine exakte Beurteilung nicht möglich.
Die Kontrolle ergab Gruppe V mit massenhaft Tumorzellen, histologisch lag ein Zervixhöhlenkarzinom vor.

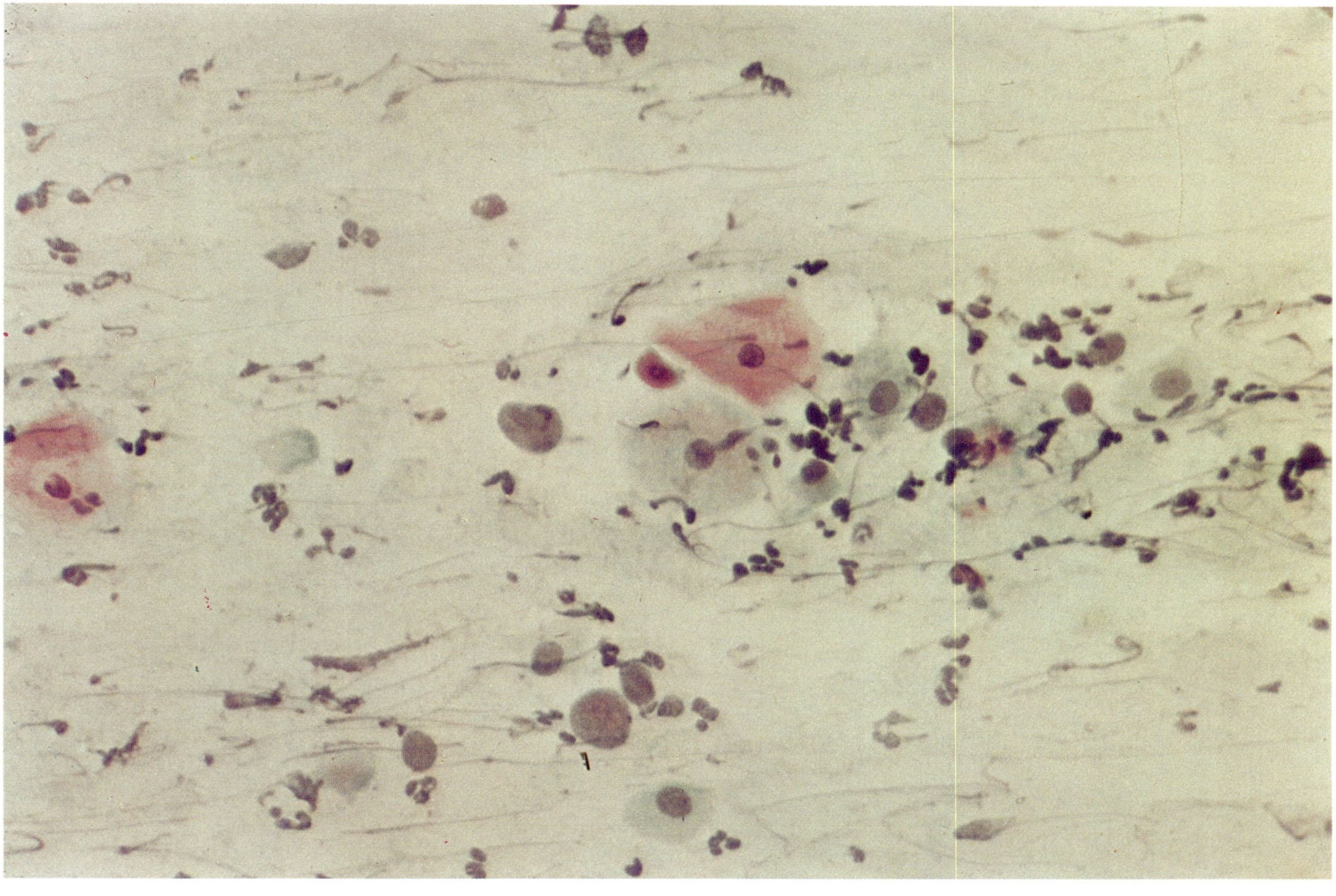

Abb. 25:
Gruppe IV *nach* Papanicolaou
Portioabstrich einer 38jährigen Patientin. Im Bild finden sich Dyskaryosen der Superfizial- und Intermediärzellschicht.

Die Abstrichentnahme wird heute, durchschnittlich mit dem 25. Lebensjahr beginnend, in jährlichen Abständen angeraten. Bei dieser Verfahrensart dürfte keine der untersuchten Frauen, soweit nicht schon bei der Erstuntersuchung mit einem fortgeschrittenen Karzinom behaftet, in Zukunft dem Kollumkarzinom zum Opfer fallen.

Die Entstehung eines Kollumkarzinoms erfolgt nicht aus dem Gesunden heraus, sondern mehrphasisch, vermutlich immer über die Stufen: Dysplasie – Carcinoma in situ – infiltrierendes Karzinom. Die Latenzzeit des Überganges von einer Stufe zur anderen sowie die Einschätzung der jeweiligen Stufen bezüglich ihrer Rückbildungsfähigkeit werden von den verschiedenen Untersuchern sehr unterschiedlich beurteilt. Einen gewissen Rückschluß auf die durchschnittliche Latenzzeit gibt die Altersabhängigkeit der einzelnen Veränderungen, die nach OBER und Mitarbeitern (1961) am häufigsten in folgenden Lebensjahren auftreten:

Dysplasie	36,1 Jahre
Carcinoma in situ	39,5 bis 42,2 Jahre
Mikrokarzinom	45,2 Jahre
Carcinoma colli I	46,3 Jahre
Carcinoma colli II	51,6 Jahre
Carcinoma colli III	56,5 Jahre
Carcinoma colli IV	60,4 Jahre

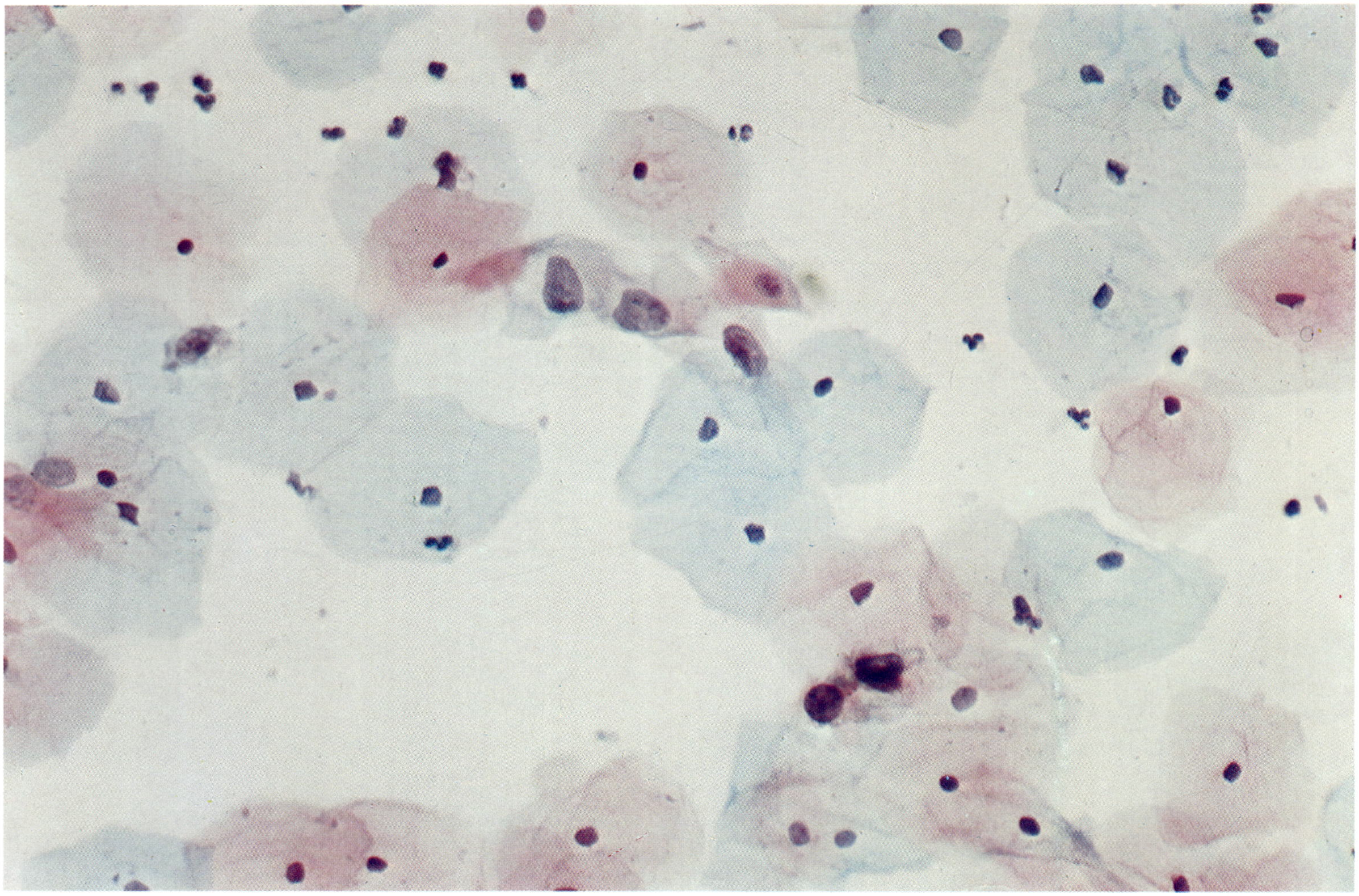

Analog zeigen diese Untersuchungen, in welchen Altersgruppen eine maligne oder prämaligne Veränderung am häufigsten zu erwarten ist. Da es keine Möglichkeit gibt, die Progredienz einer der genannten Gewebsveränderungen hinreichend sicher auszuschließen, liegt die Notwendigkeit nahe, einen jeden zytologischen Hinweis auf eine Gewebsveränderung weiter abzuklären.

Die Beurteilung der Abstriche im Rahmen der Krebsfährtensuche folgt in den Grundzügen dem von PAPANICOLAOU angegebenen Schema:

Gruppe I:

In Gruppe I werden alle völlig einwandfreien Abstriche eingestuft. Vorausgesetzt, der Abstrich wurde lege artis entnommen, ist bei dieser Beurteilung das Vorliegen einer malignen Entartung der Portio-Zervix nach menschlichem Ermessen ausgeschlossen. Die nächste Abstrichentnahme erfolgt im Rahmen der Routine (Beispiele für Gruppe I s. Funktionszytologie).

Gruppe II:

Die Gruppe II umfaßt in der Hauptsache alle entzündlichen, aber auch degenerativen und leicht metaplastischen Veränderungen. Soweit diese über leichtere bzw. übliche Formen hinausgehen, wird der Befund noch textmäßig kommentiert oder durch Angabe eventueller Erreger erweitert. Auch diese Beurteilung schließt ein Suspizium aus, der nächste Abstrich erfolgt routinemäßig. Schwere Entzündungen oder Veränderungen nicht suspekter Art machen gelegentlich eine kurzfristige

Abb. 26:
***Gruppe IV** nach* Papanicolaou
Portio-Zervix-Abstrich einer 38jährigen Patientin. Überwiegend Dyskaryosen der Parabasalzellschicht, vereinzelt auch der Intermediärzellschicht.

Bei den Abbildungen 25 und 26 handelt es sich um die gleiche Patientin. Das Auftreten von ausschließlich Dyskaryosen ließ die Vermutungsdiagnose Carcinoma in situ zu. Dies wurde nach der Konisation histologisch bestätigt.

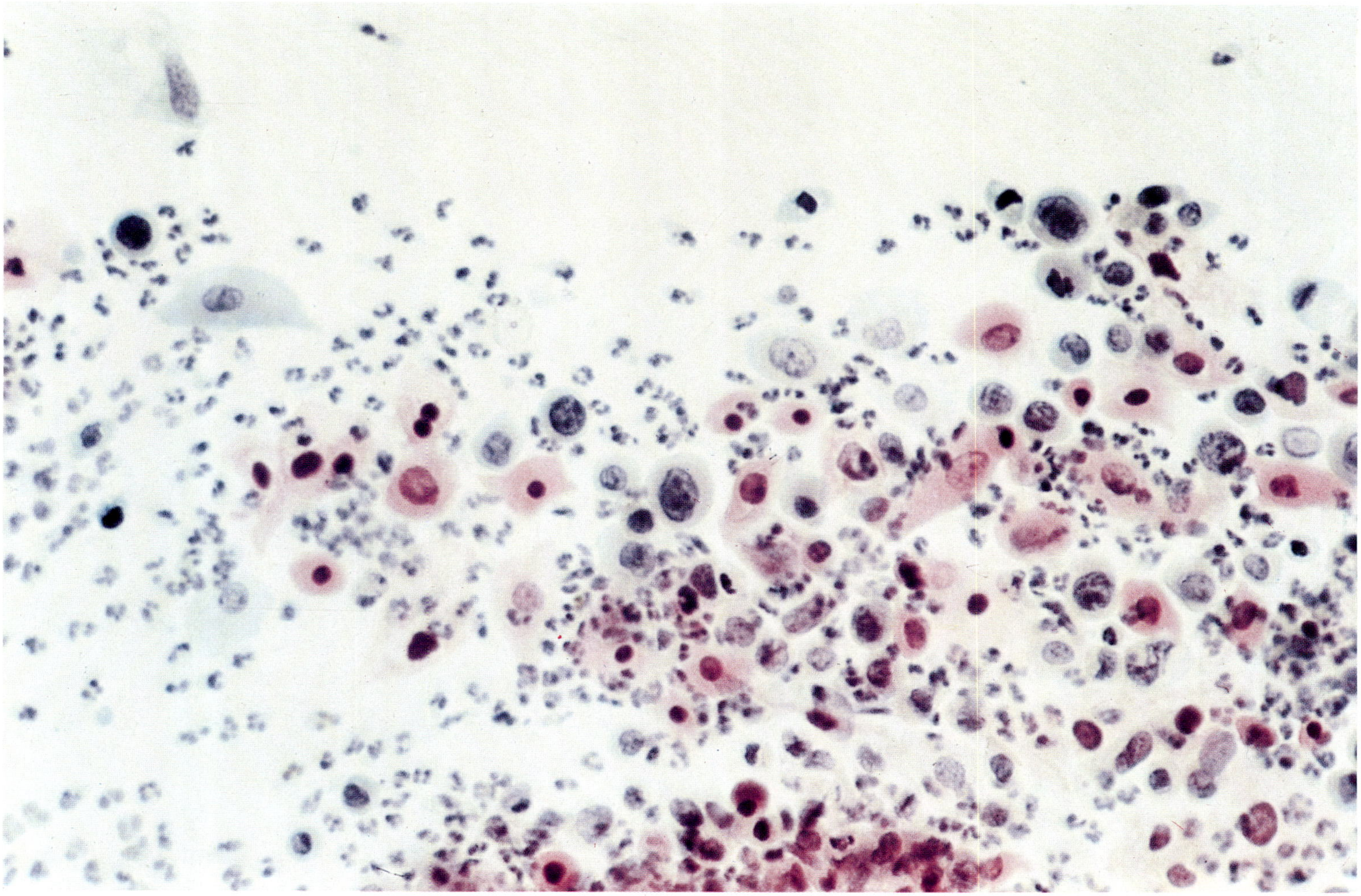

Kontrolle aus Sicherheitsgründen notwendig. Dies wird ebenfalls heute meist im Text begründet und sollte mit exakten Vorschlägen zur Weiterbehandlung verbunden sein. Regional verschieden sind in Gebrauch manchmal Sondergruppen, z. B. II_W (Wiederholung), III_D (Dysplasie Wiederholung) (Beispiele für Gruppe II s. Abschnitt Mikrobiologie).

Gruppe III:

Alle Zellbilder, die nicht eindeutig zu beurteilen sind, aber ungewöhnliche Zellen, Zellveränderungen oder Andeutungen von Malignitätskriterien enthalten, werden in Gruppe III eingestuft. Zusätzlich sollte immer

Gruppe I	ausschließlich normale Zellen	negativ
Gruppe II	von der Norm abweichende, aber unverdächtige Zellen	negativ
Gruppe III	ungewöhnliche Zellen, die weder als eindeutig unverdächtig noch als verdächtig bezeichnet werden können	zweifelhaft
Gruppe IV	einzelne atypische Zellen	positiv
Gruppe V	viele atypische Zellen	positiv

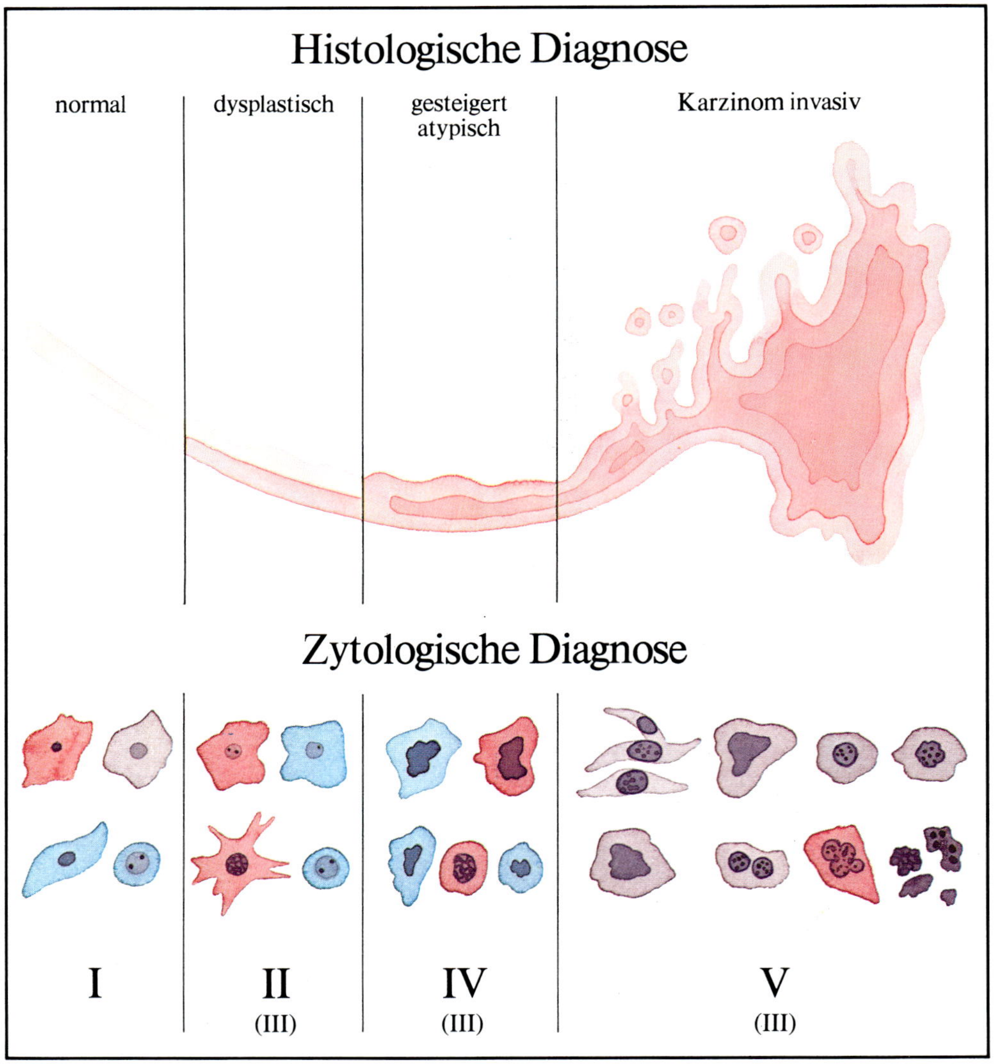

*Abb. 27:
Schematischer Überblick histologischer und zytologischer Befunde (in Anlehnung an Stoll)*

Abb. 28 (links),
Abb. 29 (rechts):
Prämenopauseabstrich vor und nach intravaginaler Behandlung mit Dienoestrol®
Es ist die Proliferation des Epithels bei gleichzeitig weitgehendem Verschwinden der Leukozyten deutlich zu erkennen.

eine ausreichende textliche Begründung erfolgen, da diese Einstufung für den behandelnden Arzt problematisch ist. Grundsätzlich ist jeder Abstrich der Gruppe III so lange als bedingt positiv zu betrachten, bis die Ursache der Veränderung geklärt ist.

Bei einer Einstufung in Gruppe III ist folgendermaßen zu verfahren: Sind die Veränderungen vermutlich artifiziell bedingt, kann der Abstrich umgehend sorgfältig wiederholt werden. Bei schweren entzündlichen Zellbildern ist vor der Kontrolle eine gezielte und ausreichende Vaginalbehandlung durchzuführen. Atrophische Zellbilder werden durch kurzfristige orale, parenterale oder lokale Östrogenzuführung aufgehellt.

(5 mg *Cyren B*®
oder
10 mg *Progynon B ol.*® i. m.,
7 Tage später Abstrichkontrolle,
Ovestin® 1 bis 2 Tabletten/die
oder
Estrovis® 2 bis 3 Tabletten/die über 5–7 Tage,
gegebenenfalls *Dienoestrol*®-
oder
Progynon®-Salbe
2 × täglich intravaginal über 7 Tage,
ca. 5 Tage nach der letzten Salbenapplikation Abstrichkontrolle).

Die Kontrollen ergeben in den meisten Fällen ein klares Bild zum Negativen oder Positiven. Falls jedoch die Beurteilung Gruppe III bestehenbleibt, ist nach dem 3. Abstrich die histologische Abklärung erforderlich (zu Menopauseblutung und Korpuskarzinom s. S. 38).

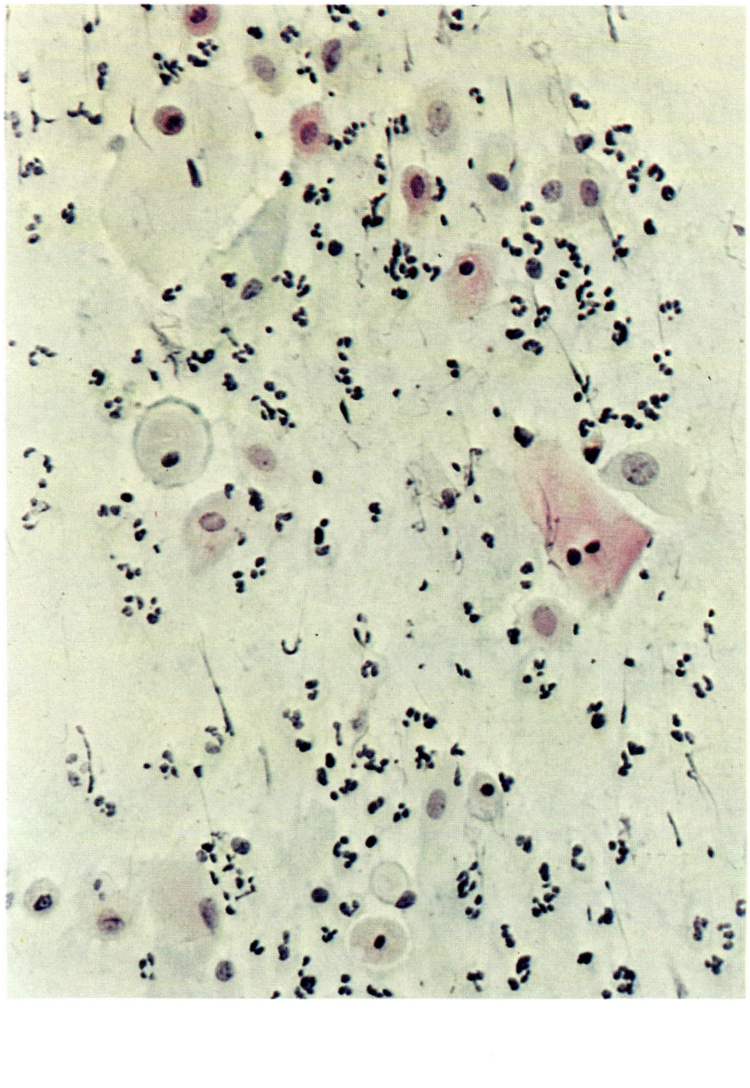

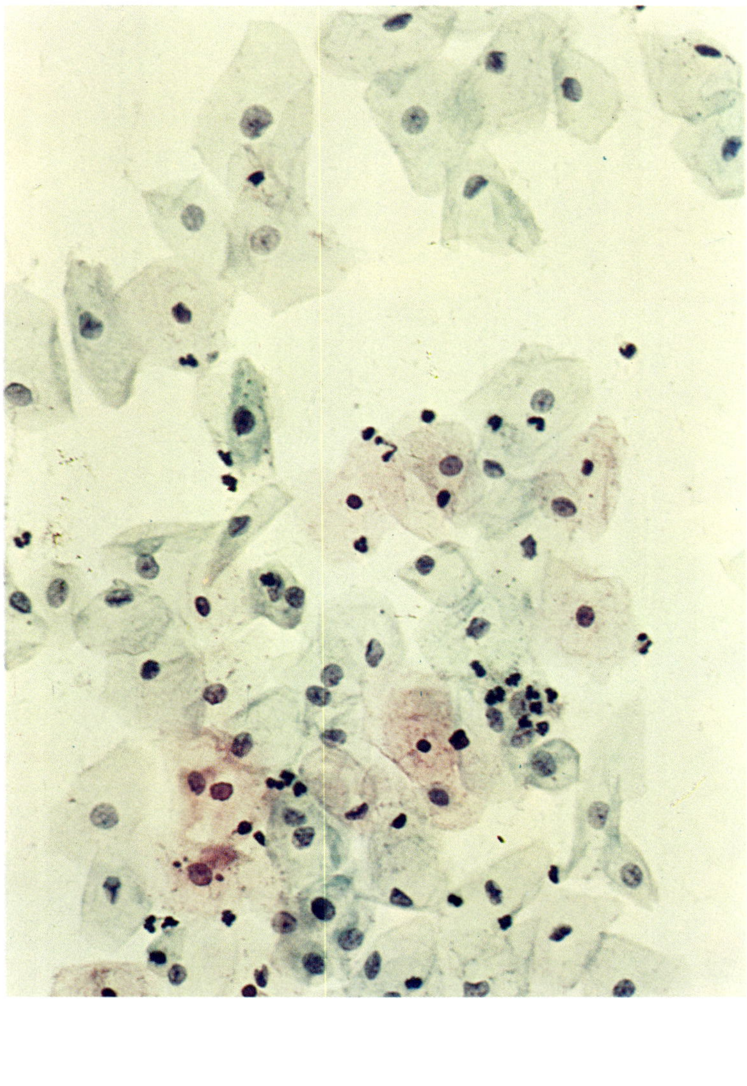

Gruppe IV, Gruppe V:

Mit Gruppe IV und V werden alle Zellbilder beurteilt, die Zeichen der Malignität aufweisen. Ein Malignitätskriterium an der Zelle schlechthin gibt es nicht. Die Diagnose wird vielmehr durch eine Vielzahl von Einzelkriterien der Malignität begründet, die später noch kurz erläutert werden sollen.

Die rein numerische Unterscheidung von PAPANICOLAOU der Gruppen IV (wenig atypische Zellen) und V (viel atypische Zellen) hat im größten Teil des deutschen Sprachraumes eine Abwandlung erfahren. Danach ordnet man Abstriche, in denen vorwiegend die Zellkerne Kriterien der Malignität aufweisen (Dyskaryosen, nach neuerer Nomenklatur Dysplasien schwereren Grades), in Gruppe IV ein und gibt damit der Verdachtsdiagnose Ausdruck, daß es sich histologisch um ein Carcinoma in situ handelt. Treten atypische Zellen auf, deren Kern und Zytoplasma Kriterien der Malignität erkennen lassen (Tumorzellen), wird der Abstrich mit Gruppe V beurteilt. Der Zytologe vermutet in diesem Fall das Vorliegen eines infiltrierenden Karzinoms.

Die Zulässigkeit dieser Verfahrensweise wurde von verschiedenen Untersuchern mit annähernder Übereinstimmung geprüft. PRIESHOF legte mit 1122 histologisch abgeklärten, zytologisch positiven Befunden das größte Material vor und zeigte eine Übereinstimmung in 56% zwischen der zytologischen Diagnose Gruppe IV und einem histologisch verifizierten Carcinoma in situ sowie in 80,2% zwischen Gruppe V und einem invasiven Karzinom. Die Überprüfung des eigenen Materials aus den Jahren 1968 bis 1972 mit 603 positiven zytologischen Befunden ergab hiermit weitgehende Übereinstimmung:

Abb. 30:
***Gruppe V** nach* Papanicolaou
Portioabstrich einer 58jährigen Patientin. Massenhaft relativ uniforme, kleine Tumorzellen. Histologisch reifes Plattenepithelkarzinom.

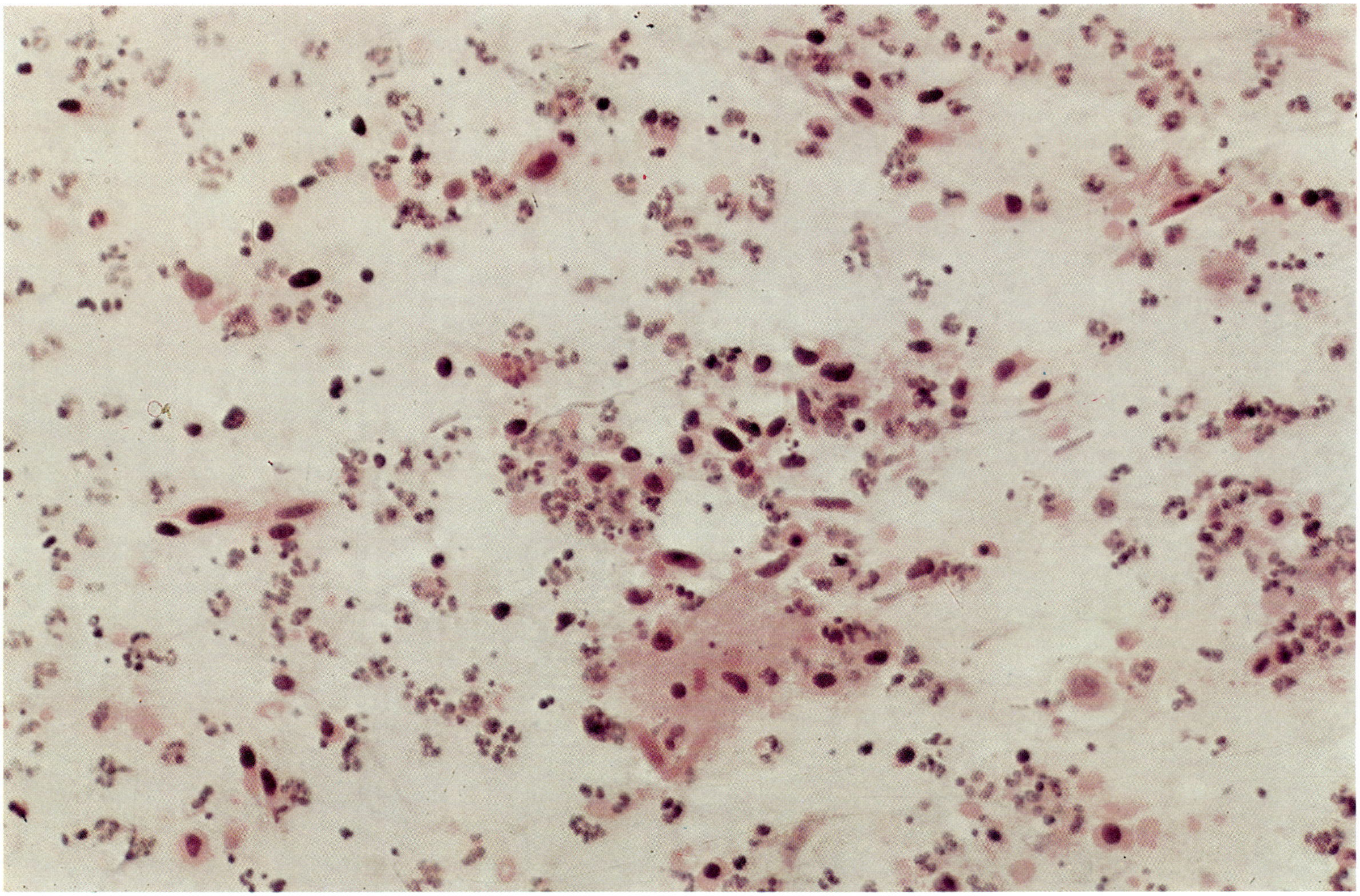

Zytologie		Histologie		
Gruppe	Fälle	negativ*	Ca in situ	Karzinom
IV	313	24.6 %	56.8 %	18.6 %
V	290	6.2 %	21.7 %	72.1 %

Abb. 31:
***Gruppe V** nach* Papanicolaou
Portioabstrich einer 48jährigen Patientin. Im Bild verschiedenste Formen von Tumorzellen mit allen Zeichen der Malignität, wie Anisozytose, Anisonukleose, Mehrkernigkeit, Zell- und Kernpolymorphie, Polychromasie. Histologisch völlig entdifferenziertes Plattenepithelkarzinom.

Die Unterscheidung dieser beiden Gruppen ist für den behandelnden Arzt allerdings nur von bedingtem Interesse. **Die therapeutischen Konsequenzen** bleiben abhängig vom klinischen Befund und vor allem der histologischen Diagnose. Liegen klinisch keine oder nur geringe Portioveränderungen vor, ist eine Konisation mit nachfolgender fraktionierter Abrasio, d. h. getrennter Abrasio von Cervix und Corpus uteri, zur Fortführung der Diagnostik erforderlich. Die einfache Knipsbiop-

*) Bei den Fällen, die zytologisch positiv, histologisch negativ befundet waren, ergab die histologische Untersuchung nahezu ausschließlich abnorme Befunde wie Dysplasie bzw. atypisches Epithel, Hyperkeratose etc.

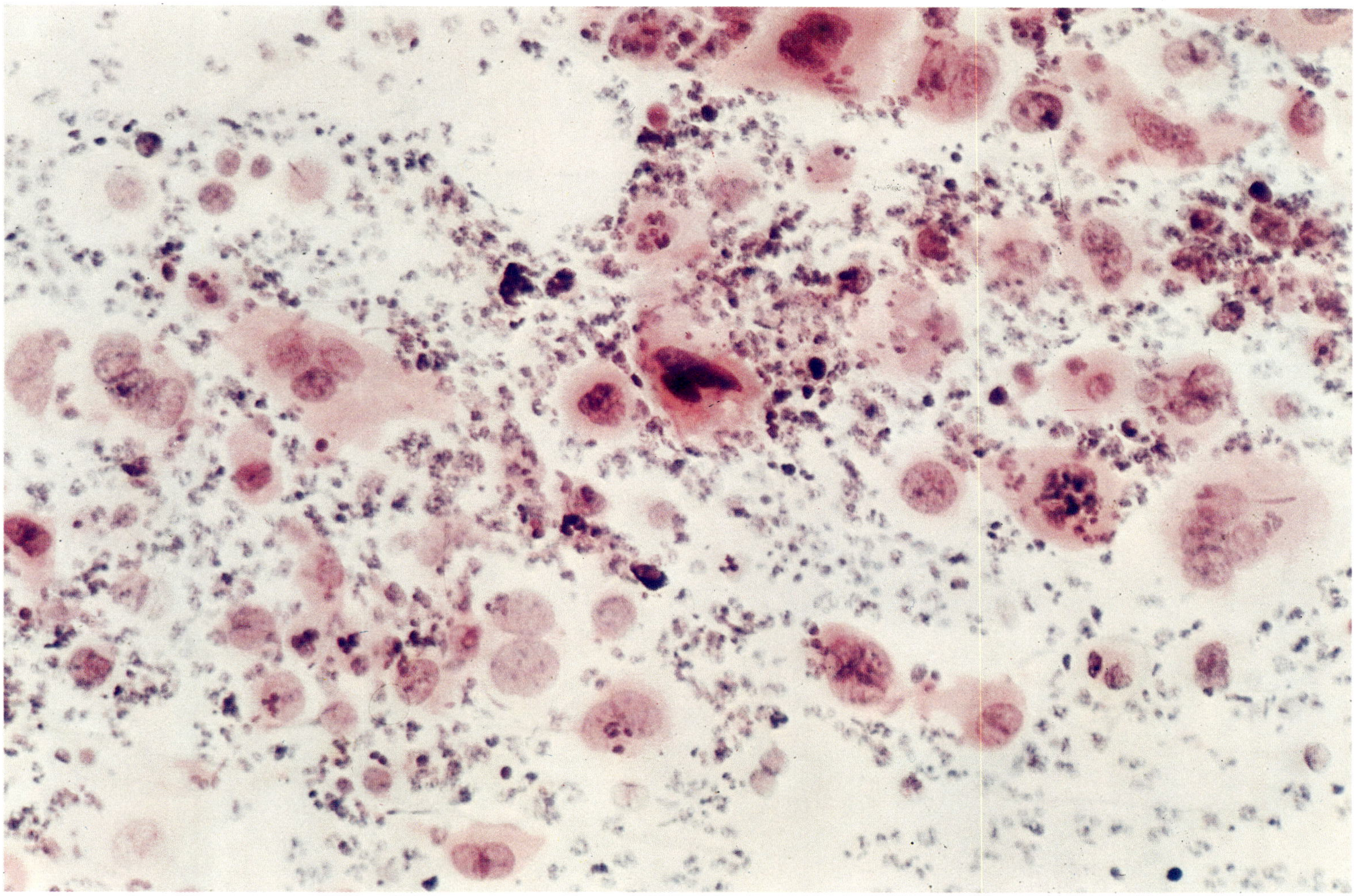

Abb. 32:
Gruppe V *nach* Papanicolaou
Portio-Zervix-Abstrich einer 60jährigen Patientin mit Menopauseblutung. Reichlich Tumorzellen, vereinzelt mit angedeuteter sekretorischer Aktivität und Kannibalismus (histologisch Adenokarzinom des Corpus uteri).
Korpuskarzinome werden nur in seltenen Fällen im zytologischen Abstrich erkennbar. Daher ist eine jede Menopauseblutung auch bei völlig einwandfreiem zytologischen Befund immer durch eine fraktionierte Abrasio abzuklären.

Abb. 33:
Gruppe V *nach* Papanicolaou
Vaginalabstrich einer 62jährigen Patientin von einem leukoplakieähnlichen Bezirk in der Vaginalwand. Histologisch primäres Vaginalkarzinom.
Im Zellverband ist das Zytoplasma nicht gut zu beurteilen. Die Kerne zeigen vor allem Polychromasie, Entrundung und Polymorphie, die auch an den Nukleolen deutlich wird.

sie oder Keilexzision ohne kolposkopische Überprüfung ist unzureichend und wird heute bereits als Kunstfehler erachtet. Lediglich bei deutlichen klinischen Anzeichen einer malignen Veränderung kann die einfache fraktionierte Abrasio oder kleine Gewebsbiopsie zur histologischen Bestätigung eingesetzt werden.

Ein negatives histologisches Ergebnis darf niemals als beweiskräftig angesehen werden. In einem solchen Fall müssen weitere zytologische Kontrollen in etwa 4- bis 12wöchigem Abstand durchgeführt werden. Weiterhin empfiehlt es sich, den Zytologen durch Mitteilung des negativen histologischen Befundes zur Überprüfung seiner Diagnose anzuhalten. Aus Sicherheitsgründen darf erst ein mindestens zweimalig negativer Kontrollabstrich die Verdachtsdiagnose entkräften.

Blutungen in der Menopause müssen unabhängig vom zytologischen Befund grundsätzlich durch fraktionierte Abrasio abgeklärt werden, da die Zellabstriche auch bei fortgeschrittenen Corpus-Karzinomen oft einen negativen Befund ergeben können.

Dies kommt durch die Nekrose an der Oberfläche zerfallender Karzinome zustande. Man gewinnt mit dem Watteträger sehr leicht ausschließlich Detritus und keine verwertbaren Zellen.

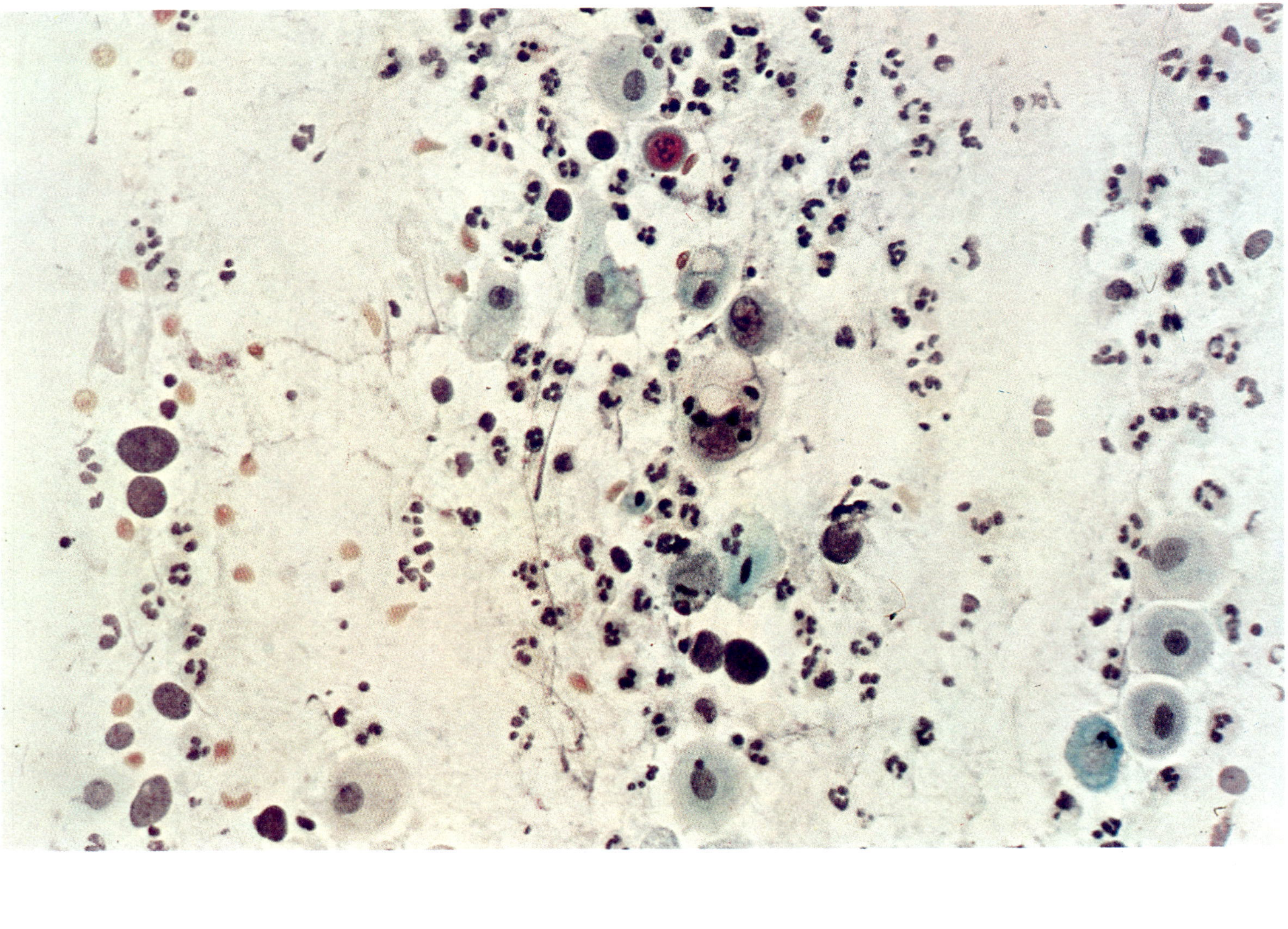

Das wesentlichste Merkmal der **Dyskaryose** (Dysplasie schwereren Grades) ist zum Unterschied gegenüber der Tumorzelle die Verschiebung der Kern-Plasma-Relation zugunsten des Kernes. Das Plasma selbst und somit die Zellform bleibt unverändert. Die Kerne können alle Kriterien der Malignität aufweisen. Diese sind:

1. **Hyper-, Hypo- oder Polychromasie**
   Meist sind dyskaryotische Kerne aufgrund des gesteigerten Chromatingehaltes tief schwarz angefärbt, eine Struktur ist nicht mehr zu erkennen (Hyperchromasie). In anderen Zellkernen wiederum kann das Chromatin relativ vermindert sein, es verklumpt, die Kerne weisen einen scharf gezeichneten Rand und eine netzige Zeichnung auf (Hypochromasie). Beide Veränderungen können nebeneinander bestehen (Polychromasie).
2. **Anisonukleose**
   Die Größe der Kerne ist sehr unterschiedlich, auch wenn die Zellen der gleichen Schicht entstammen.
3. **Kernpolymorphie**
   Die Kerne sind unterschiedlich in ihrer Form, sie weisen Entrundungen, Lappungen oder Kerbungen der Membran auf.
4. **Änderungen der Nukleus-Nukleolus-Relation**
   In hypochromatischen Kernen können der – oder die eventuell vermehrten – Kernkörperchen erheblich vergrößert sein. Weiterhin weisen auch die Nukleolen häufig Deformierungen auf.

Tumorzellen weisen gegenüber den Dyskaryosen neben den dort beschriebenen Malignitätskriterien der Kerne, die oft besonders ausgeprägt sind, Veränderungen des Zytoplasmas auf. Die wesentlichen Merkmale sind:

1. **Anisozytose**
   Die Zellgröße in einem Ausstrich ist sehr unterschiedlich, es finden sich Riesenzellen neben kleinsten, plasmaarmen Formen oder nackten Kernen.
2. **Zellpolymorphie**
   Es können extreme Formabweichungen des Zelleibes auftreten mit oft bizarren Veränderungen. So findet man spindelige, kaulquappenförmige oder gelappte Zellen. Häufig ist der Zytoplasmasaum verwaschen.
3. **Farbveränderungen**
   Tumorzellen weisen manchmal eine charakteristische Orangefärbung des Zytoplasmas auf.
4. **Kannibalismus**
   Es finden sich Einschlüsse von Kerntrümmern oder Leukozyten im Zytoplasma der Tumorzellen.

Außerdem neigen Tumorzellen zu unvollständigen Zell- und Kernteilungen, so daß oft polymorph mehrkernige Zellen oder bizarre Riesenkerne auftreten.

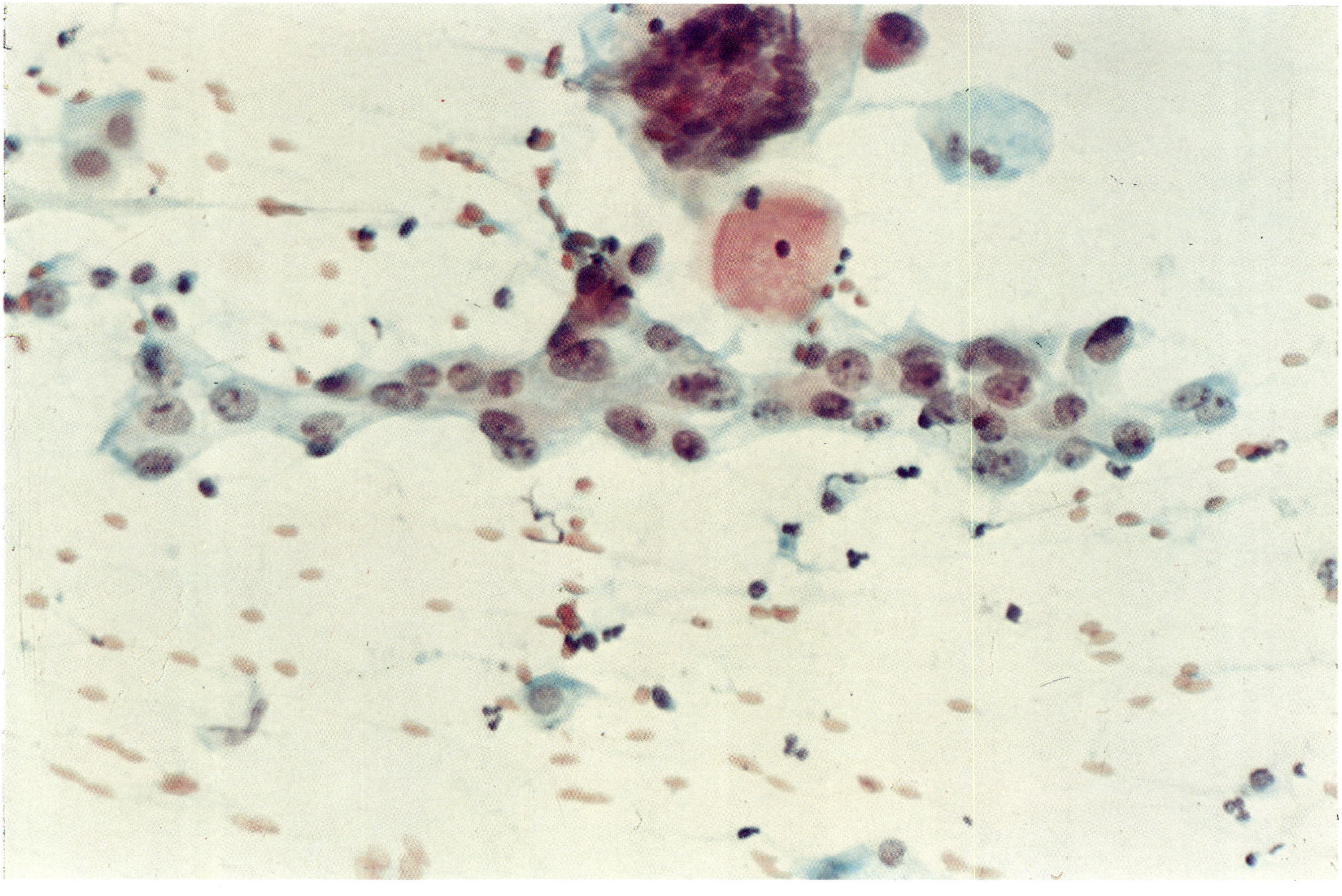

II. Mikrobiologie der Vagina

Allgemeine Bemerkungen

Die Störung des funktionellen Gleichgewichtes im Vaginalmilieu mit ihren Folgen *Fluor, Vaginitis* und *Vulvitis* im weitesten Sinne bilden eine der häufigsten Ursachen der Konsultation des im gynäkologischen Bereich tätigen Arztes. Die Vielgestaltigkeit der hiermit verbundenen Problematik läßt sich am ehesten ermessen an der großen Zahl der wissenschaftlichen Arbeiten, die sich mit diesen Krankheitsbildern befaßten. So wurden kürzlich von KÜMMEL allein zum Fluorproblem ohne eigentliche Berücksichtigung der Trichomoniasis und Mykosen über 350 Arbeiten zusammengestellt.

Viele Detailergebnisse ließen sich durch fortführende Untersuchungen bestätigen und wurden fester Bestandteil unseres diagnostisch-therapeutischen Handelns, andere Probleme erfuhren eine völlige Wandlung ihrer Interpretation, so die Bedeutung der Trichomoniasis. Ein großer Teil von Fragen steht noch offen und bedarf der wissenschaftlichen Abklärung.

Die nach der Erstverordnung von Ovulationshemmern auftretenden Mykosekolpitiden, die Schwangerenberatung und vor allem die Ausweitung der Krebsvorsorgeuntersuchung der Frau aus dem fachgynäkologischen Bereich hinaus auf die Praxis interessierter Allgemeinärzte hat zur Folge, daß vor allem letztere verstärkt mit dem Kolpitisproblem konfrontiert werden. Dies geschieht einerseits durch die Patientin, die – einmal zur gynäkologischen Untersuchung und Abstrichentnahme bereit – auch gleichzeitig gerne ihre Fluor- bzw. Kolpitisbeschwerden beseitigt wissen möchte, andererseits jedoch auch durch den Zytologen, der mit der Wiedergabe eines entzündlichen Befundes indirekt zum therapeutischen Handeln anregt, aber auch direkt ein solches fordert, wenn die vorliegende Störung zweifelhafte zytologische Diagnosen verursacht, die nach ihrer Beseitigung durch einen Kontrollabstrich geklärt werden müssen.

Art und Beschaffenheit des Fluors werden gern als spezifische Symptome angegeben. Dies ist nur bedingt richtig. So ist bekannt, daß bei absolut *scheidengesunden* Frauen mit ausgeglichenem Hormonhaushalt große Mengen des bereits von DÖDERLEIN beschriebenen grießbreiartigen Fluors auftreten können. Dieser enthält neben Unmassen abgeschilferter Epithelien lediglich *Döderleinsche Stäbchen* und nicht den geringsten, etwa leukozytären Hinweis auf ein entzündliches Geschehen. Andererseits können zytologisch nachweisbare chronische Kolpitiden mit schwersten Zellveränderungen oft ohne eine wesentliche Fluorbildung einhergehen. Der Fluor ist somit nicht nur in direktem Zusammenhang mit einer mikrobiologischen Störung zu sehen. Er sollte in seiner Beschaffenheit lediglich als Hinweissymptom gelten.

Ein Beispiel für die Unzulässigkeit, ein solches Symptom der Diagnose gleichzusetzen, bietet der vielzitierte *schaumige Trichomonaden-Fluor.* Die Schaumbildung wird verursacht durch den Micrococcus gazogenes alcalescens, der keineswegs mit Trichomonaden vergesellschaftet sein muß. Weiterhin erzeugt auch Proteus vulgaris in der Vagina einen grün-schaumigen Fluor. Bei eigenen Untersuchungen ließen sich im schaumigen Fluor nur in etwa der Hälfte der Fälle kulturell Trichomonaden nachweisen.

Auch die Einteilung der pathologischen Zustände in der Vagina hat im Laufe der Zeit eine häufige Wandlung erfahren. Das Hauptgewicht der Bedeutung wechselte zwischen Erregern und Organveränderungen. So berücksichtigte MANU AF HEURLIN nur die Erreger, SCHROEDER brachte Erreger und Organzustand in Verbindung, bei STOECKEL und MARTIUS lag das Hauptgewicht schließlich auf den Organveränderungen. Heute scheint sich die Einteilung von JIROVEC verstärkt durchzusetzen. Diese gründet sich auf die Biocoenose, die Einheit von Erreger und Organ – entspricht also eher der Auffassung von SCHROEDER – und unterscheidet sechs mikrobielle Grundformen:

I	physiologische Scheidenverhältnisse
II	nichteitriger, bakterieller Fluor
III	eitriger, bakterieller Fluor
IV	Gonorrhoe
V	Trichomonaden-Fluor
VI	Vaginalmykose

Der Vorteil dieser Einteilung für den behandelnden Arzt liegt auf der Hand: Die diagnostischen Möglichkeiten der Praxis werden nicht überfordert, die spezielle Angabe der Erregerbesiedlung führt zur therapeutischen Konsequenz und beinhaltet somit die Behandlungsart.

Die Behandlung des organisch bedingten Fluors geht ebenso wie die Abhandlung hormonell bedingter Störungen im Vaginalbereich über den gestellten Rahmen dieses Kapitels hinaus und kann daher nicht berücksichtigt werden. Der Sinn dieses Kapitels soll lediglich die Darstellung der diagnostischen Möglichkeiten sein, verbunden mit der Angabe einer enggefaßten gezielten Therapie, die dem praktizierenden Arzt heute zur Abklärung mikrobiologischer Störungen der Vagina zur Verfügung stehen.

Mit der Erkennung der gröbsten Unordnung im Vaginalmilieu – als solches muß man das Vorhandensein bestimmter Erreger ansehen – und ihrer Beseitigung ist in den meisten Fällen eine Heilung aufgrund der eigenen Regenerationskraft der Vagina zu erzielen.

Diagnostik

Als mikrobiologisch-diagnostische Möglichkeiten stehen dem untersuchenden Arzt zur Verfügung:

1. das Nativpräparat
2. der mikrobiologische Nebenbefund des zytologischen Abstriches
3. die Kulturuntersuchung

Das Nativpräparat

Die einfachste Methode, sich einen Überblick über den mikrobiologischen Zustand des Vaginalinhaltes zu verschaffen, bietet das Nativpräparat. Die Herstellung ist denkbar einfach: Auf einen Objektträger wird ein Tröpfchen Kochsalzlösung aufgebracht und in diesem ein wenig Vaginalinhalt aufgeschwemmt. Dies kann zeitsparend mit der Spitze des vorderen Spekulums geschehen. Nach Auflegen eines dünnen Deckglases ist das Präparat zur Untersuchung fertig.

Die mikroskopische Beurteilung kann im abgeblendeten Hellfeld erfolgen, zu bevorzugen ist jedoch die Betrachtung des Präparates im Phasenkontrast, da hierbei auch feinste Struk-

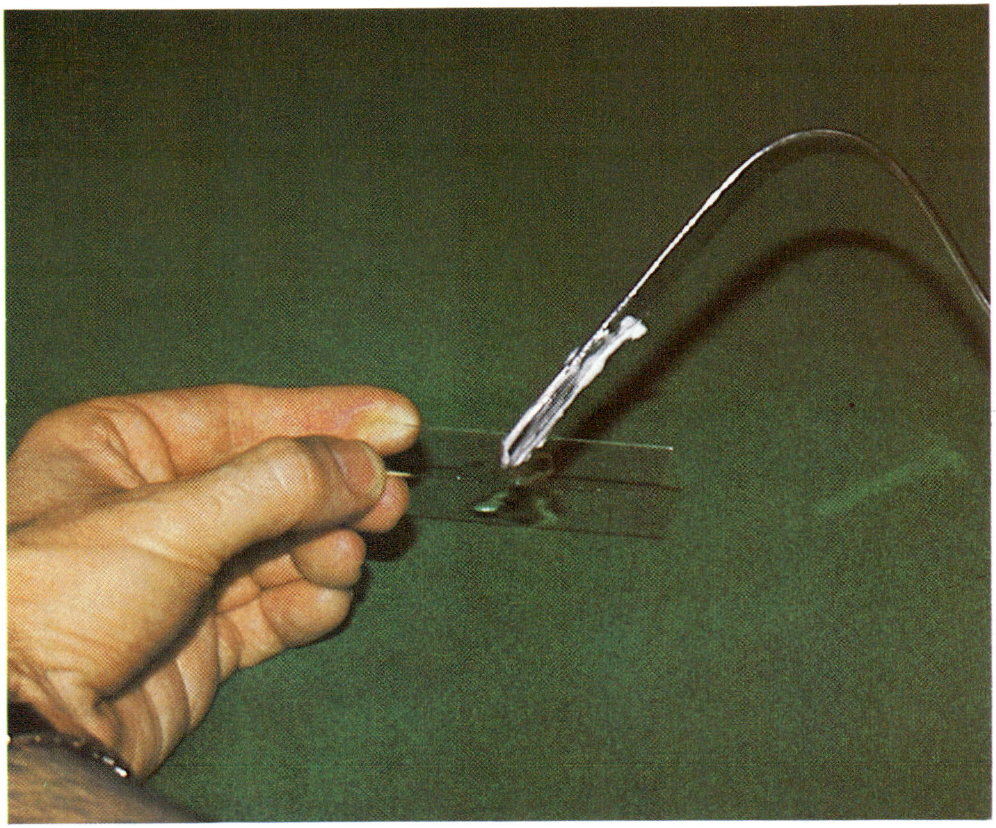

Abb. 34:
Einbringen von Material in die Kochsalzlösung

turen ohne Verzerrung durch die Lichtbrechung des abgeblendeten Hellfeldes deutlich werden. Hierdurch werden Fehldeutungen vermieden, die Diagnosestellung wird beschleunigt und sicherer gemacht.

Es lassen sich im Präparat im einzelnen beurteilen:

1. Epithelien
2. Leukozyten
3. Erythrozyten
4. Bakterien
5. Trichomonaden
6. Sproßpilze

Die **Phasenkontrastmikroskopie** ist eine Erfindung des holländischen Physikers und Nobelpreisträgers Zernike aus den dreißiger Jahren. Die Erzeugung des kontrastreichen Bildes kommt durch einen gezielten Eingriff in den Strahlengang – das Einbringen einer Ringblende in den Kondensor und einer Phasenplatte in das Objektiv – zustande (sog. Beleuchtungslicht): Anstelle der üblichen Lochblende wird in den Kondensor eine Ringblende eingebracht. Die durchtretenden Lichtwellen erfahren im Objekt eine Abänderung. Ein Teil geht ungehindert durch, der zweite Teil wird durch optisch dichtere Objektbezirke wie Zellkerne, Zytoplasmakanten, Bakterien etc. abgebeugt (sog. Beugungslicht) und verzögert. Die Verzögerung beträgt $^1/_4\ \lambda$. Beide Lichtwellenarten treffen im Objektiv auf die Phasenplatte, die in der hinteren Brennebene liegt. Sie bewirkt, daß durch

Abb. 35:
Vergleich abgeblendetes Hellfeld/Phasenkontrast

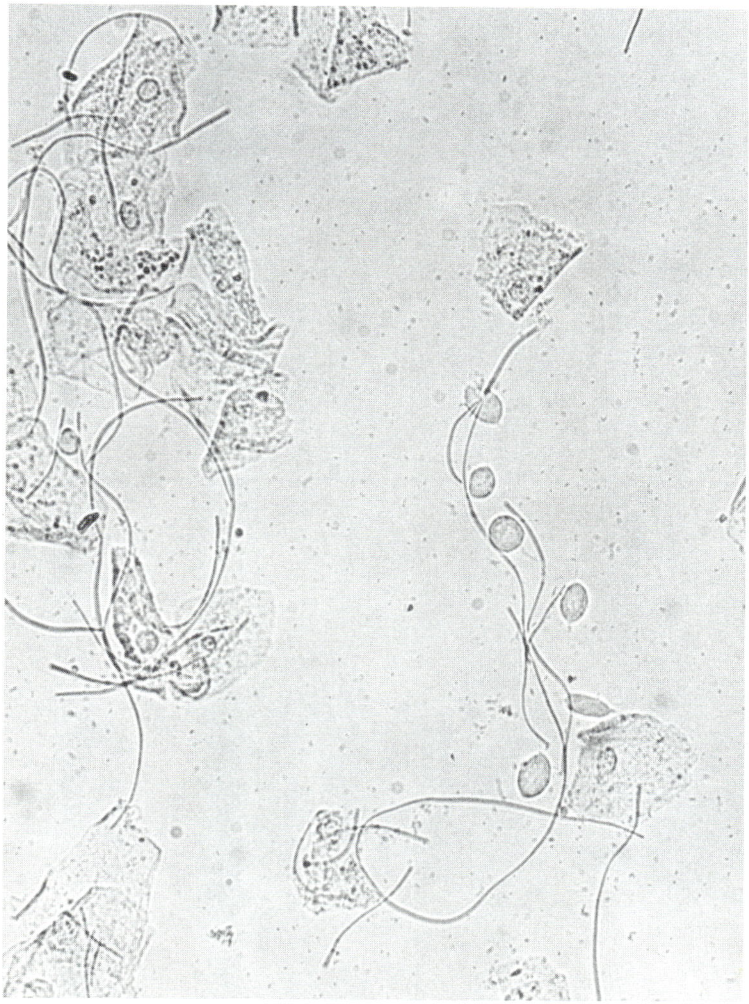

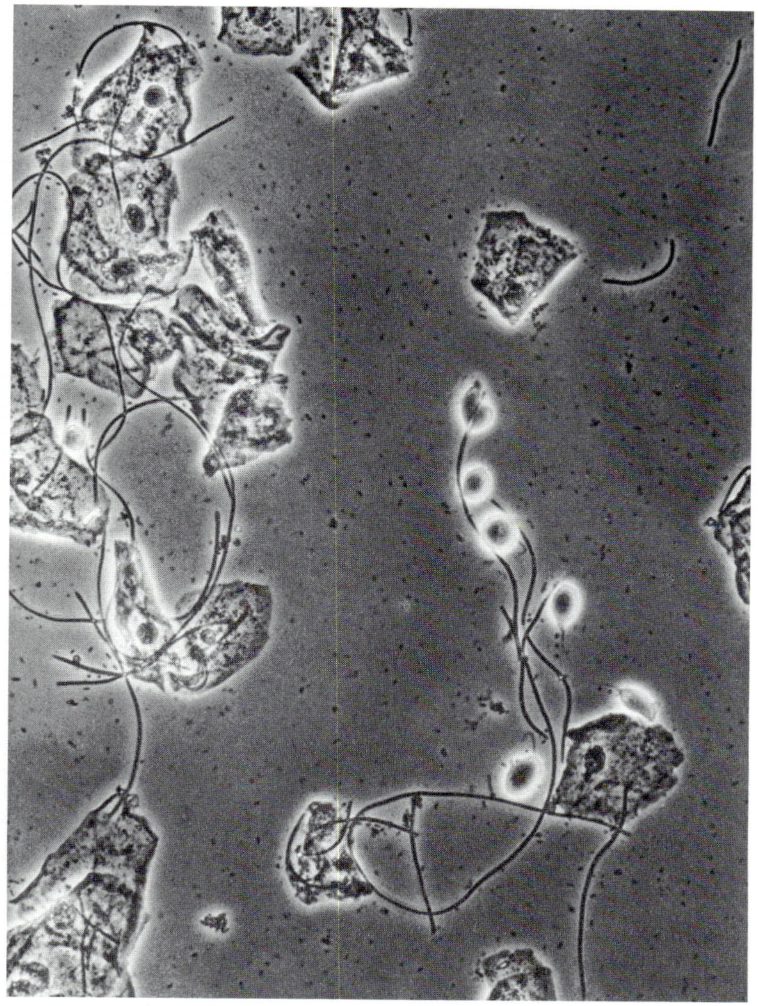

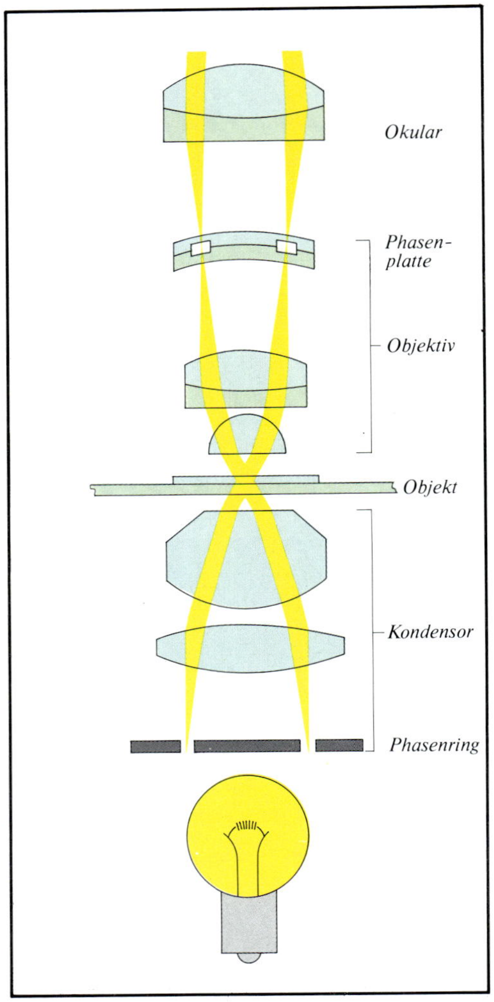

dichte Objektbezirke gebeugte Lichtwellen nochmals um $^1/_4$ λ verzögert nun mit einer Phasenverzögerung von $^1/_2$ λ auf ungebeugte Wellen treffen. Da es sich um Sinuswellen handelt, bedeutet dies, daß sich diese Wellen auslöschen; es resultiert also an den Objektstellen, die zur Abbeugung führten, Dunkelheit.

Für ein optimales optisches Ergebnis sind folgende Voraussetzungen erforderlich:

1. Ringblende und Phasenplatte müssen deckungsgleich sein (lt. Betriebsanleitung der Fabrikate)
2. der Kondensor muß bis zum Anschlag hochgedreht, die Hilfslinse eingeklappt sein
3. die äußere Objektivlinse muß völlig sauber sein
4. das Präparat soll so dünn wie möglich gehalten werden
5. nach Möglichkeit sollte man monochromatisches Licht (Grünfilter) verwenden

Das Verfahren wurde 1949 gleichzeitig durch Runge, Vöge und Haselmann sowie Zinser in Deutschland in die Gynäkologie eingeführt und gewann in diesem Fach auch seine größte Verbreitung (vgl. S. 8).

Phasenkontrasteinrichtungen sind nicht übermäßig aufwendig. Es gehören hierzu ein spezieller Kondensor und ein, maximal zwei Objektive. Das Mikroskopieren mit einem 40×-Objektiv und 8×- bzw. 10×-Okular läßt mit ca. 400facher Vergrößerung exakte saubere Diagnosen zu. Für die rasche Durchmusterung des Präparates ist zusätzlich ein Objektiv 16× bzw. 25× zu empfehlen. Weitere Vergrößerungsbereiche sind für die Praxis ohne Wert. Der finanzielle Aufwand einer solchen Einrichtung beläuft sich bei vorhandenem Mikroskop auf zusätzlich 800 DM bis 1400 DM, je nach Fabrikat.

Bei Gebrauch des abgeblendeten Hellfeldes empfiehlt sich zur Pilzsuche anstelle der physiologischen Kochsalzlösung 10%ige Kalilauge. Diese zerstört die körpereigenen Zellen durch Quellungsvorgänge und läßt so die Pilze deutlicher hervortreten. Im Phasenkontrast erübrigt sich dieser zusätzliche Aufwand.

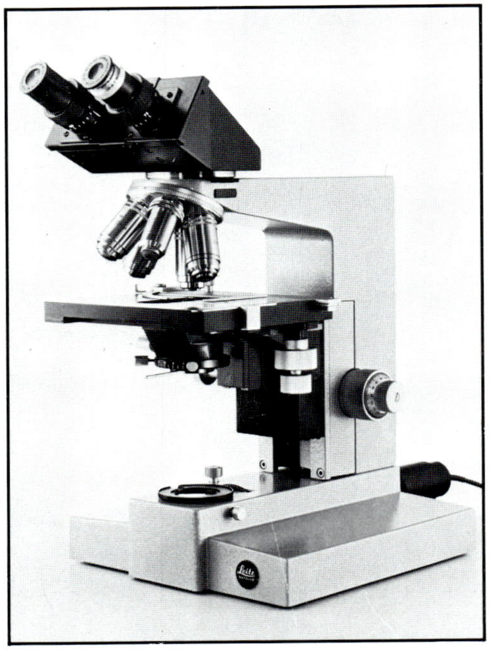

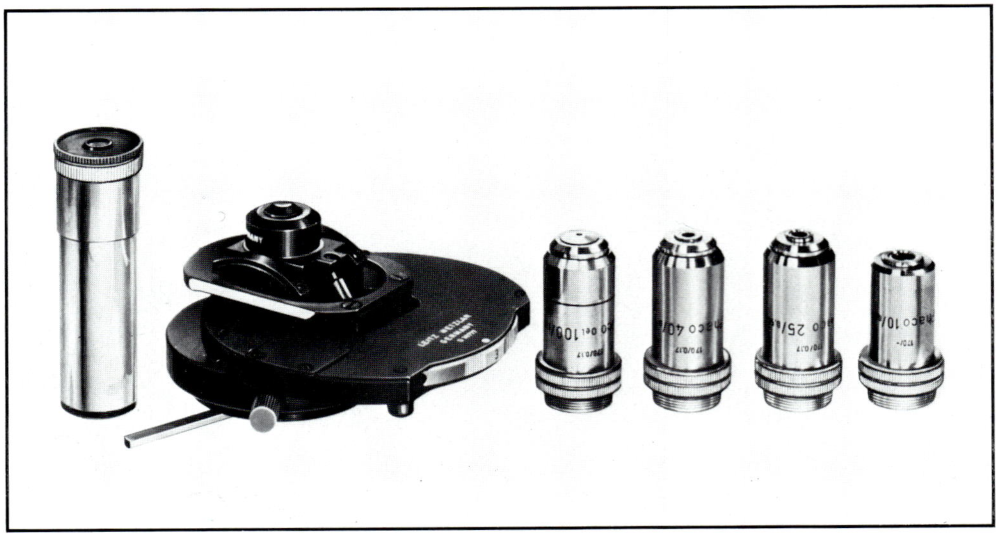

Abb. 36:
Phasenkontrasteinrichtung zu ***Leitz-Mikroskopen***
Einstellupe – Phasenkontrastkondensor – Phasenkontrastobjektive

Der mikrobiologische Nebenbefund des zytologischen Abstriches

Aussagen über die Vaginalflora anhand der nach PAPANICOLAOU gefärbten Präparate sind nur bedingt zu machen. Jedoch können entsprechende positive Ergebnisse, etwa der Nachweis von Myzelien oder Trichomonaden, brauchbar in der Praxis verwertet werden.

Die Krebsvorsorgeuntersuchung sieht nur die Krebsfährtensuche bei der Beurteilung der zytologischen Abstriche vor. Entsprechend ist auf den Vorsorgeuntersuchungsformularen oft nur wenig Raum für die mikrobiologische Nebenbeurteilung gegeben. Ein Zytologe, der seine Tätigkeit als ärztlichen Diagnoseakt ansieht, wird jedoch immer auch das mikrobiologische Bild des Abstriches mitbeurteilen. Es wäre daher wünschenswert, wenn im Zuge der Vereinheitlichung aller Vorsorgeuntersuchungsscheine neben der Rubrik des Zellbefundes eine übersichtliche Sparte für eine kurze Niederlegung dieser Nebenbefunde eingeräumt würde, wie dies bei einzelnen Formularmustern bereits geschehen ist.

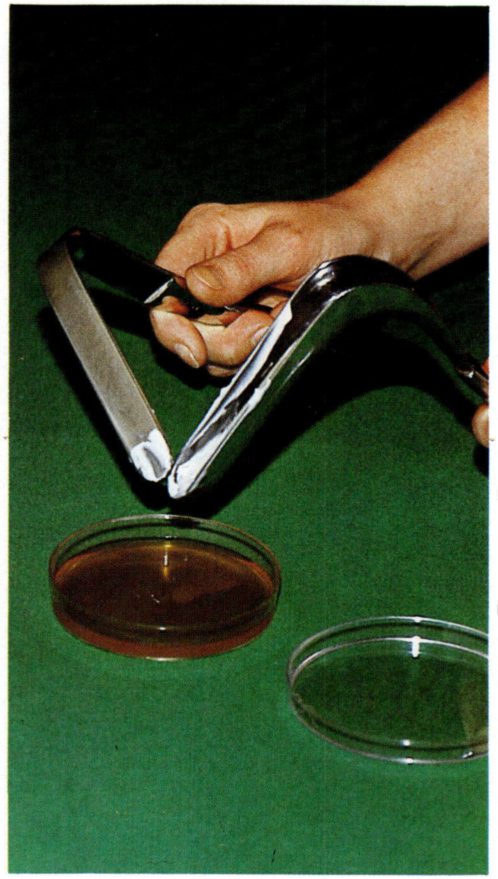

Abb. 37:
Abnahme des angesammelten Fluors

Im einzelnen läßt das nach PAPANICOLAOU gefärbte Präparat folgende mikrobiologischen Befunde zu:

1. *Döderlein*-Flora
2. Kokkenflora
3. Mischflora
4. Haemophilus vaginalis
5. Leptothrix vaginalis
6. Trichomonaden
7. Sproßpilze

Es muß jedoch eindringlich darauf hingewiesen werden, daß der zytologische Nebenbefund mehr noch als der Befund der Krebsfährtensuche einen Hinweis, keinen Beweis darstellt. Zu letzterem wird er erst mit der angeschlossenen Überprüfung durch das Nativpräparat oder die Kulturuntersuchung. Auch wird am Abstrichpräparat im Falle der Trichomonaden nur in etwa 50% der tatsächlichen Infektionen eine positive Diagnose gestellt.

Im Falle der Sproßpilze ist der Prozentsatz noch wesentlich geringer, da die empfindlichen Myzelien und Sproßzellen leicht beim Fixierungs- und Färbevorgang zerstört werden. Sproßzellen entziehen sich durch ihre Kleinheit leicht dem Auge des Untersuchers, das ja speziell auf Veränderungen an Zelle und Zellkern gerichtet ist.

Kulturelle Untersuchungen

Kulturelle Nachweismethoden stellen ohne Zweifel im Rahmen des vorliegenden Problems die sicherste Diagnostik dar. Sie kommen jedoch aufgrund des Verhältnisses zwischen Aufwand an Material und Arbeitszeit und Effektivität nur zum Teil für die Durchgangspraxis in Betracht. So kann der kulturelle Einzelnachweis eines pathogenen Erregers bei gestörtem bakteriellem Bild sicher wissenschaftlich interessant sein, für die Praxis bleibt jedoch einerseits offen, ob dieser de facto die alleinige Ursache darstellt; andererseits wird die einzuschlagende antibiotische Therapie für alle Erreger nahezu identisch sein. Dies gilt selbstverständlich nicht für die venerischen Erkrankungen sowie die Tuberkulose, für die nach wie vor der kulturelle Nachweis anzustreben ist.

Gleichermaßen ist die Relation zwischen Aufwand und praktischem Nutzen bei der kulturellen Anzüchtung der Trichomonaden für die Praxis ungünstig. Aufgrund eigener Untersuchungen konnten wir feststellen, daß die sorgfältige Beurteilung des Nativpräparates im Falle einer Trichomoniasis in über 50%, im Falle einer manifesten Trichomonaden-Kolpitis in bis zu 93% einen positiven Nachweis erbrachte. Die restlichen Fälle ließen sich bei akuten Kolpitiden durch eine zweite Untersuchung aufdecken, wenn die Frauen mindestens 24 Stunden vor der Untersuchung jegliche vaginalhygienischen Manipulationen unterließen.

Handelsübliche Kulturmedien ließen bei unseren Untersuchungen trotz Weiterverarbeitung des Materials in einem spezialisierten Forschungslabor vergleichsweise zum Nativpräparat nur bei 90% der infizierten Frauen einen positiven Nachweis zu (ANDREWS und SCHNELL).

Anders liegen die Verhältnisse zum Nachweis eines Pilzbefalles. Wohl sind bereits Hefezellen im Phasenkontrast nachweisbar, dies erfordert jedoch oft Zeit und viel Übung. Auch der Nachweis von Myzelien ist oft zeitraubend, sofern sie nicht in größeren Mengen oder Knäueln auftreten. In letzter Zeit werden in zunehmender Zahl für die Praxis leicht zu handhabende Nährmedien angeboten. Der jeweilige Nährboden wird mit Scheidensekret bestrichen. Dies kann einfach mit dem Watteträger erfolgen, der vorher zur zytologischen Abstrichentnahme benutzt wurde. Besser noch ist die Ausbreitung des Materials, das sich durch leichtes Abschaben der vorderen Vaginalwand mit dem hinteren Spekulum während der Herausnahme ansammelt. Dies läßt sich zeitsparend mit Hilfe des vorderen Spekulumblattes durchführen, sofern man einen plattenförmigen Nährboden benutzt. Hier gilt: Je mehr Material dünn ausgestrichen wird, desto größer ist die Chance des Nachweises.

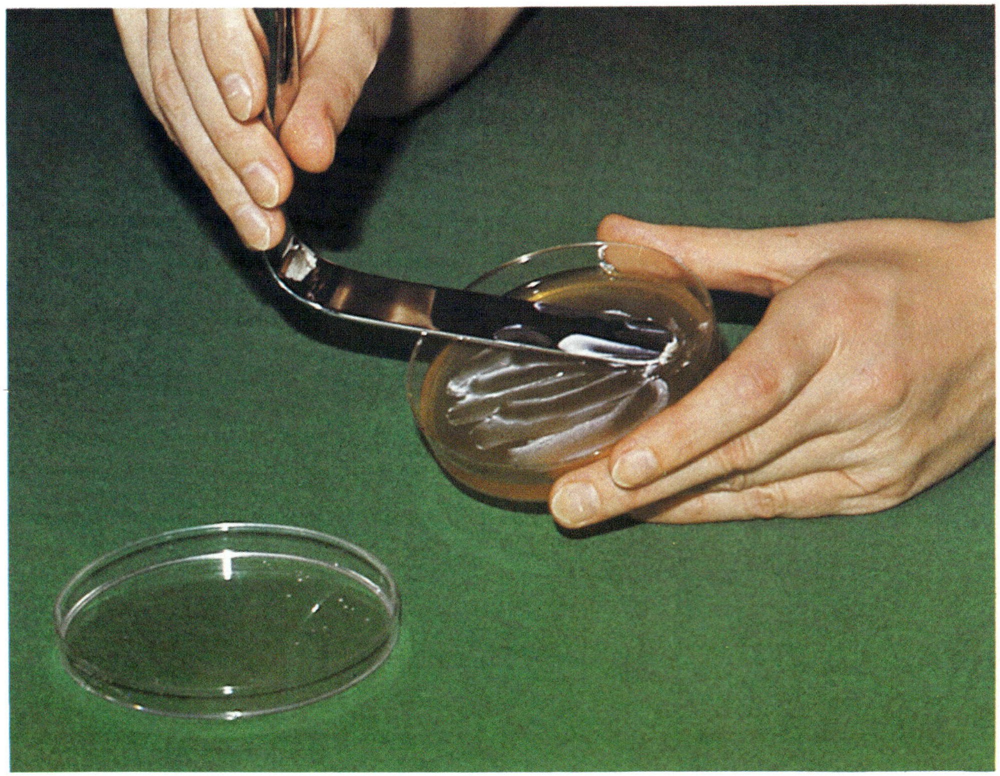

Abb. 38:
Beimpfen des Nährbodens
Vaginalinhalt wird mit der Spitze des vorderen Spekulums auf den Nährboden dünn aufgespachtelt.

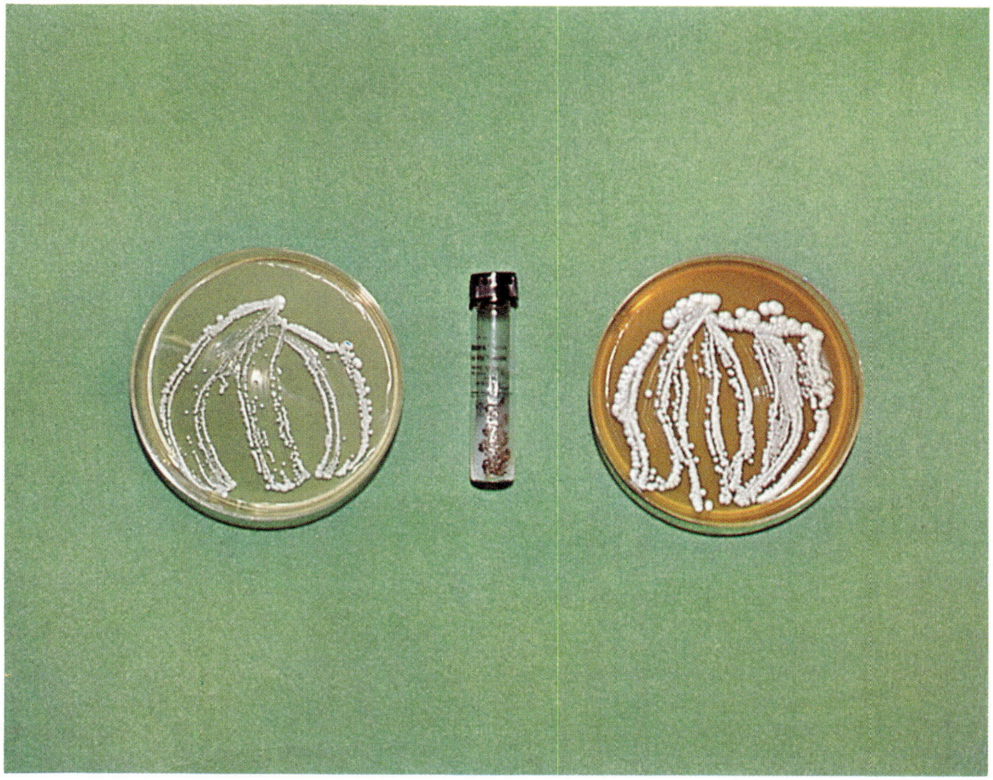

Selektiv-Agar ***(Biotest)*** *Nickerson-Medium* ***(Cilag)*** *Nervina-Platte*

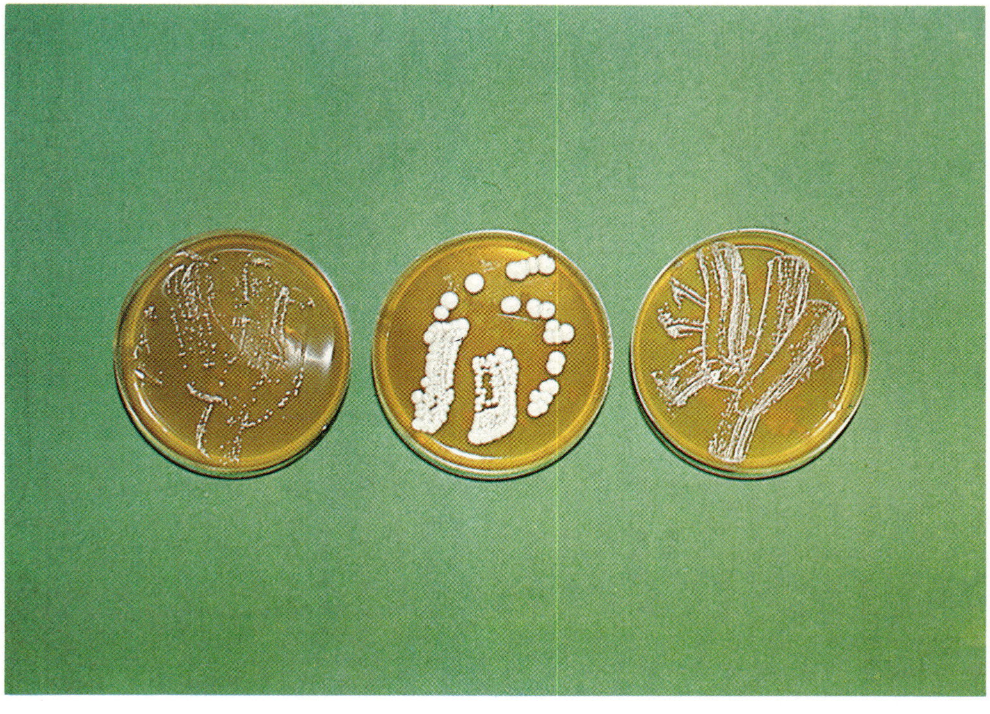

Abb. 39:
Platten- und röhrenförmige Nährböden beimpft mit Candida albicans

Abb. 40:
Hefe- und Bakterienwachstum auf Nervina-Nährböden
(Bakterien · Candida albicans · Bakterien)

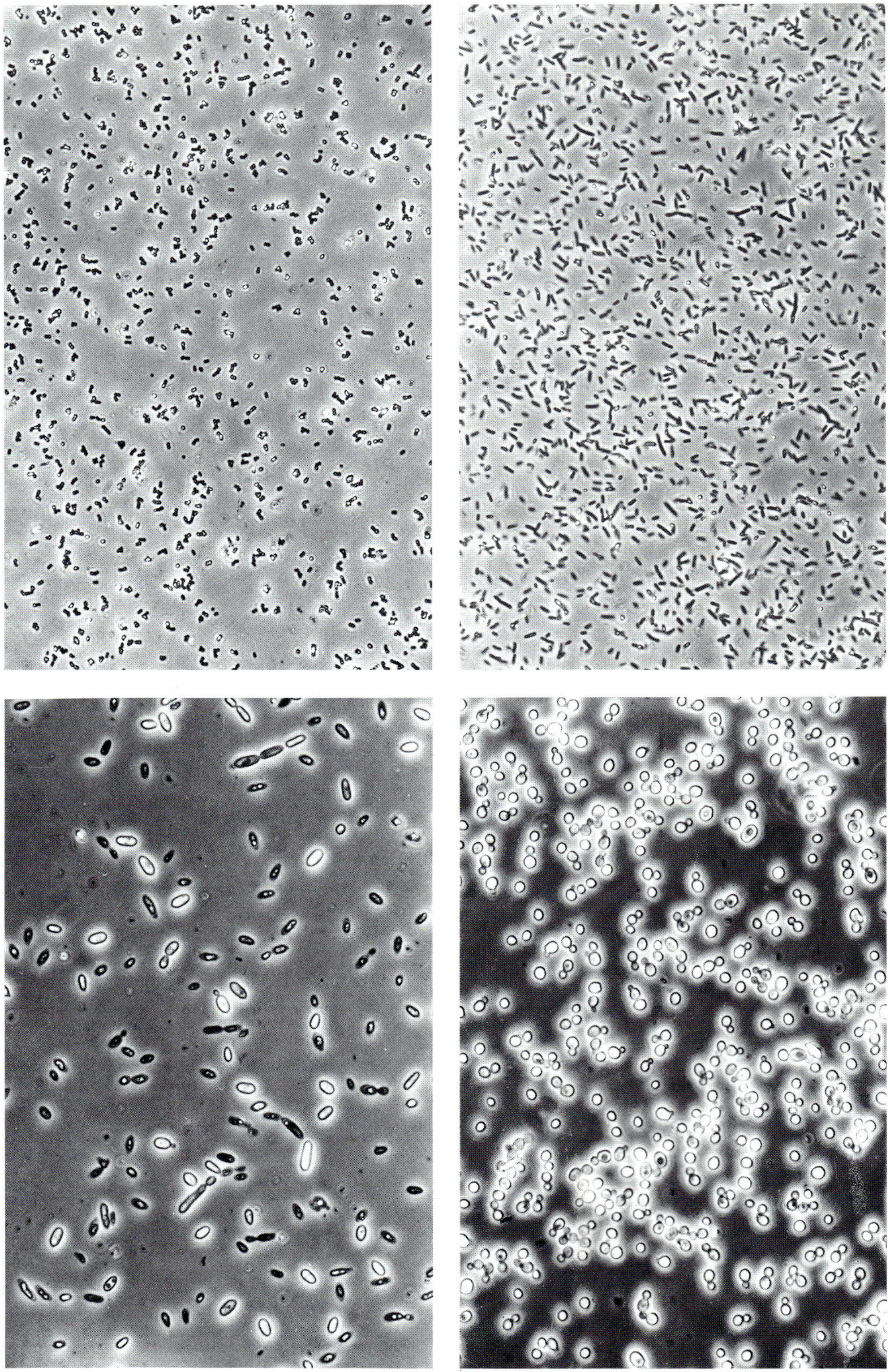

Abb. 41:
Mikroskopische Präparate von Kulturen
Kokkenbakterien (oben links)
Stäbchenbakterien (oben rechts)
Sproßzellen (unten)
Sproßzellen unterscheiden sich unverkennbar durch ihre Größe, Form und die dichte Außenmembran bei optisch meist hellerem Inhalt von Bakterien. Hinzu kommt die Sproßbildung. Bakterien sind wesentlich kleiner und optisch dicht. Zeitweise verdeutlichen Pseudomyzelbildungen das Bild.

Die Frage nach der Opportunität der Einführung von Nährböden in die ärztliche Praxis wurde in mykologischen Fachkreisen Anlaß zu heftigen Diskussionen mit meist ablehnendem Ausgang. Die Gründe hierzu sind einleuchtend:

1. Bisher gibt es keinen Nährboden, der einen fehlerfreien Hefenachweis ermöglicht,
2. eine unsachgemäße Handhabung der Kulturen bei Transport oder mikroskopischer Kontrolle birgt die Gefahr der Selbstinfektion in sich,
3. es wird der ordnungsgemäßen Vernichtung der Kulturen mit oft hochinfektiösem Inhalt zuwenig Beachtung geschenkt.

Andererseits fehlt meistenteils die Möglichkeit, Abstriche rationell durch spezielle Laboratorien untersuchen zu lassen. Auf dieser Basis werden dem praktisch tätigen Arzt von der Industrie Nährböden zum Eigengebrauch nahegebracht. In der gegenwärtigen Situation ist aufgrund eigener Erfahrung beim Aufbau eines Labors zum einfachen Hefenachweis die *kulturelle Selbsthilfe* in der Hefediagnostik zu befürworten, sofern die Vorbehalte der Mykologen entkräftet werden:

Zu 1. Bei der Auswahl des Nährbodens soll man sich der jeweiligen Vor- und Nachteile bewußt sein:

Die in Frage kommenden, derzeit im Handel befindlichen Kulturmedien unterscheiden sich einmal in der Form des Behälters, zum zweiten in der qualitativen und quantitativen Zusammensetzung.

Röhrenförmige Medien sind relativ unhandlich. Die Beimpfung kann nur mit dünnem Watteträger oder Platinöse erfolgen. Außerdem sind sie 2- bis 4mal teurer als Platten, die, wie bereits erwähnt, mit Hilfe des vorderen Spekulums beimpft werden können. Erwähnt seien auch die flüssigen Nährmedien, die jedoch aufgrund der erschwerten Diagnostik und Handhabung zum Eigengebrauch in der Praxis untauglich sind.

In der Zusammensetzung lassen sich 3 Nährbodenarten unterscheiden:

a) Nährmedien ohne Bakterienhemmstoffe
d. h. meist Antibiotika (Bierwürzagar, Nervina, Sabouraud etc.). Auf diesen wachsen Hefen und Bakterien, wobei die Hefen im allgemeinen wesentlich größere Kulturen neben den kleinen Bakterienkulturen erzeugen.

b) Nährmedien mit Bakterienhemmstoffen
Hierauf wird ein großer Teil der Bakterien

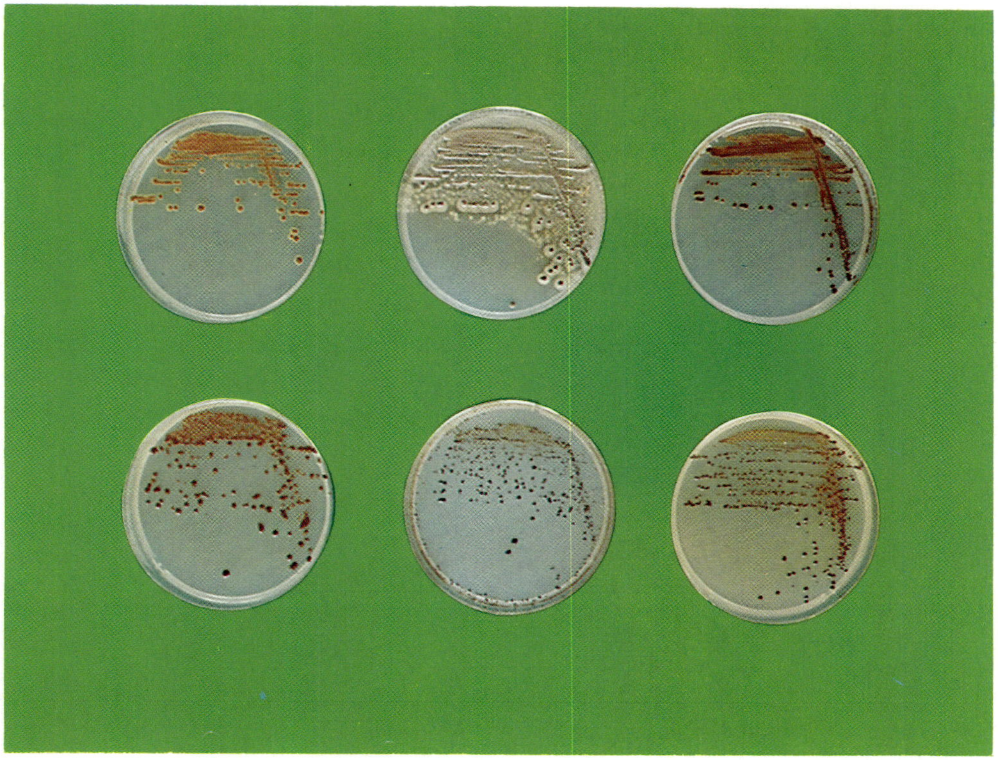

Abb. 42:
***Nickerson-Medien** von drei verschiedenen Herstellern mit Candida albicans (obere Reihe) und Klebsiella (untere Reihe) beimpft*

gehemmt. Manche Fabrikate, als *Selektiv*nährböden bezeichnet, beinhalten jedoch auch Hemmstoffe, die das Wachstum mancher Hefen verhindern.
Zur Zeit setzt sich die Ansicht durch, daß jede Hefe, die in der Vagina nachweisbar ist, ein Morbiditätsrisiko in sich birgt und beseitigt werden sollte. Aus diesem Grunde sollte man die letztgenannten Kulturmedien nur bedingt einsetzen.

c) Nährmedien mit Indikatorzusätzen
Diese Nährmedien sind meist farblos und enthalten Wismutsulfit Die Substanz wird in die Hefezellmembran enzymatisch eingebaut und zu Wismutsulfid reduziert. Letzteres hat eine braune bis schwarze Farbe. Entsprechend färben sich bei Sproßzellwachstum die Kolonien ein. Der optische Effekt ist an sich sehr schön. Man muß jedoch berücksichtigen, daß auch Wismutsulfit für manche Hefen einen Hemmstoff darstellt, weiterhin die hiermit behafteten Sproßzellen für eine eventuelle Speziesdifferenzierung nicht mehr verwertet werden können. Wichtiger ist jedoch das Wissen, daß auf diesen Nährböden auch einige hochpathogene Bakterien unter gleicher Farbstoffbildung wachsen können. Dies sind Aerobacter, Klebsiella, Pseudomonas und ein Teil der Enterokokken. Die Gefahr der Fehldiagnose aufgrund der einfachen Plattenbeurteilung und des hieraus resultierenden therapeutischen Fehlschlages ist also groß *(Abb. 42).*

Alle Kulturmedien zeigen ein Erregerwachstum auch bei Zimmertemperatur nach 3 bis 5 Tagen. Dabei kann jedoch das Wachstum der Hefen und Bakterien gleich schnell ablaufen, so daß die Diagnostik erschwert ist. Bessere Ergebnisse erhält man durch Bebrütung bei 28 °C bereits nach 2 Tagen. Brutschränkchen in jeglichen Größen werden angeboten. Für die Praxis reicht im allgemeinen ein Brutschrank aus, der bis 20 Kulturen aufnimmt und eine justierbare Temperaturregelung besitzt.

Zur Einarbeitung in die mykologische Diagnostik empfiehlt es sich, anfangs jede angelegte Kultur, auch solche mit Indikatorzusätzen, mikroskopisch zu kontrollieren. Dies erfolgt durch Aufschwemmen von winzigen Materialmengen, die man mit vorher ausgeglühter Platinöse von der zu diagnostizierenden Einzelkultur entnommen hat, in physiologischer Kochsalzlösung *(s. Abb. 43).* Nach Auflegen eines Deckgläschens wird das Präparat mikroskopiert. Die Sproßzellen fallen gegenüber Stäbchen- und Kokkenbakterien unverkennbar auf. Man gewinnt rasch eine gewisse Sicherheit in der optischen Einstufung der Kulturen, so daß man später die mikroskopische Kontrolle auf Verdachtsfälle reduzieren kann *(Abb. 41).*

Zu 2. Die Anfertigung eines solchen Präparates soll, wie der Umgang mit beimpften Kulturen überhaupt, um eine Eigeninfektion

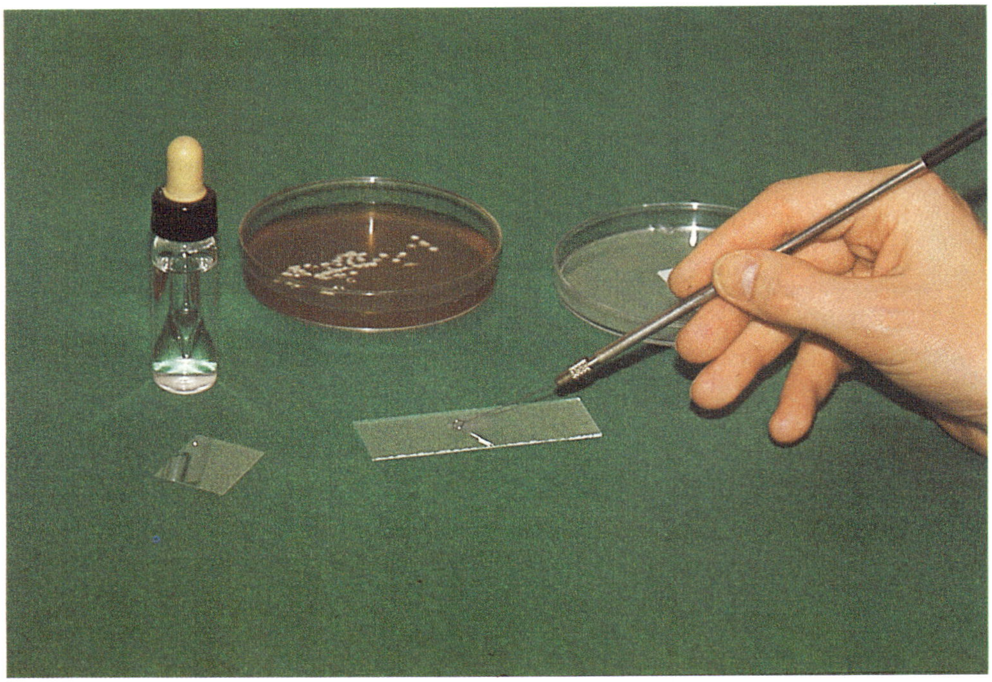

*Abb. 43:
Anfertigung eines mikroskopischen Kontrollpräparates*

(Haut- und Nagelmykosen, Paronychien) zu verhüten, möglichst sorgfältig erfolgen. Die Platinöse ist vor und nach der Abimpfung auszuglühen, die Kulturschale nach Materialentnahme sofort zu schließen und das Präparat nach der Beurteilung in Desinfektionslösung einzulegen.

Zu 3. Die Kulturen selbst müssen vor dem Wegwerfen desinfiziert werden. Da die Möglichkeit des Autoklavierens meist entfällt, sind sie mit handelsüblichen Desinfektionsmitteln in den jeweils empfohlenen Konzentrationen zu überschichten. Pro Kulturschale genügen meist 10 ml. Nach ca. 6 Stunden können die Schalen dann in den Müll gegeben werden. Die rechtliche Zulässigkeit dieses Verfahrens ist noch unklar. Es empfiehlt sich eine Rückfrage bei dem zuständigen Gesundheitsamt.

Zusammenfassend empfiehlt sich folgendes Vorgehen: Nach Anschaffung des erforderlichen Instrumentariums Auswahl des den eigenen Erfordernissen entsprechenden Nährmediums. Im Verdachtsfall Ausstreichen von Vaginalinhalt auf den Nährboden mit dem vorderen Spekulum und Bebrüten bei 28 °C. Nach 2 bis 3 Tagen Ablesen der Kulturen, unterstützt durch mikroskopische Kontrolle eines Nativpräparates. Desinfektion des Nativpräparates, der Kultur, des Arbeitstisches und der Hände.

Der anfangs hoch erscheinende Aufwand an Material und Arbeitszeit ist nach Einarbeitung nur noch gering und lohnt durch die Erfolge einer gezielten Therapie, die nur nach einer sicheren Diagnose möglich ist.

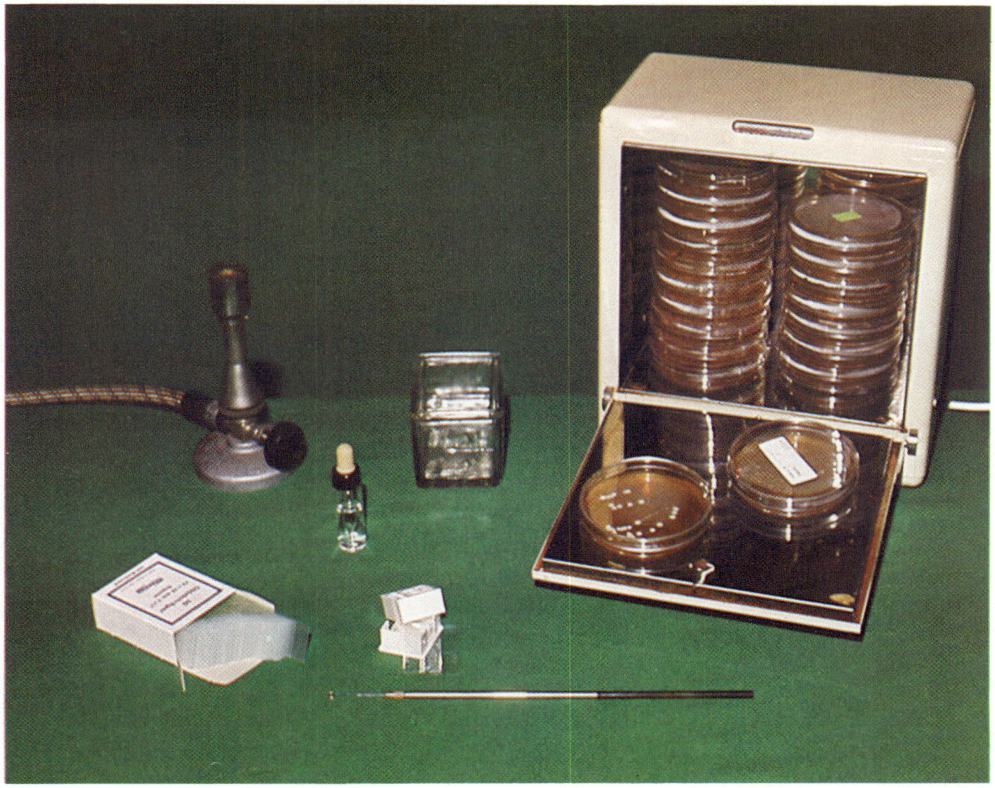

Abb. 44:
Mykologisches Instrumentarium für den Sproßpilznachweis in der Vagina:
Nährboden
Brutschrank
Bunsenbrenner
Platinöse
Objektträger und Deckgläser
Schale mit Desinfektionslösung
Fläschchen mit Kochsalzlösung

Das mikrobielle Bild des Scheiden-abstriches

Bakterien

Abb. 45:
Döderlein-Flora
(Färbung nach Papanicolaou*)*

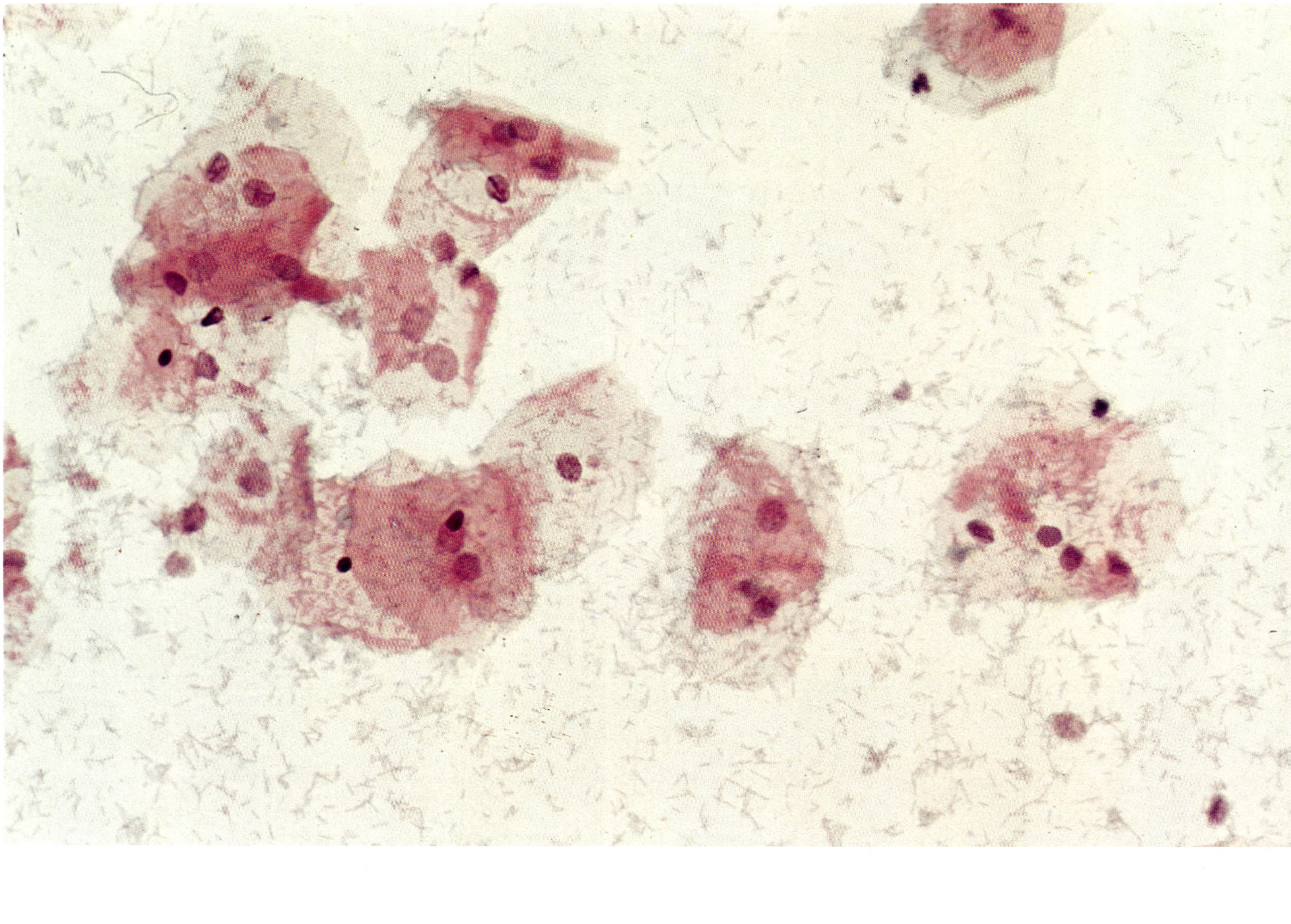

Döderlein-Flora

Das physiologische Bild eines Vaginalabstriches wird bakteriell beherrscht von Stäbchenbakterien. Bei diesen handelt es sich um Laktobazillen, die zweite Art, die entdeckt wurde. DÖDERLEIN beschrieb sie 1892 erstmals exakt. (Synonyme: Bazillus vaginalis crassus, Bacterium bifidum, Milchsäurestäbchen.) Sie sind grampositiv, unbeweglich, nicht sporenbildend und nicht säurefest. Dicht gestreut über dem gesamten Präparat liegend, lassen sie in der Follikelphase weniger ausgeprägt als in der Corpus-luteum-Phase ihre Fähigkeit und Aufgabe erkennen: Auflösung des unter Östrogeneinfluß glykogenreich gewordenen Zytoplasmas abgeschilferter Zellen, Spaltung des frei werdenden Glykogens unter Bildung von Milchsäure, somit Produktion eines *körpereigenen Desinfektionsmittels* (EYER) und Aufrechterhaltung eines sauren Scheidenmilieus zwischen pH 3,86 und 4,45. Dieses stellt den wesentlichen „Schutzfaktor" der Scheide dar, der jedoch abhängig ist von konstitutionellen Faktoren, dem Alter, der zusätzlichen mikrobiologischen Flora und im besonderen Maße dem Hormonhaushalt. Eine unphysiologische pH-Änderung, verursacht durch eine Unordnung im Zusammenspiel der einzelnen Faktoren, kann somit oft schon durch alleinige Beseitigung der gröbsten Störung, z. B. einer Trichomonaden-Infektion, geregelt werden *(Abb. 45–48)*.

Abb. 46:
Döderlein-Flora
(Nativpräparat im Phasenkontrast)
Das Bild ist übersät mit Stäbchenbakterien. Neben erhaltenen polygonalen Epithelzellen der Proliferationsphase liegen auch vereinzelt nackte Kerne von bereits der Zytolyse anheimgefallenen Zellen.

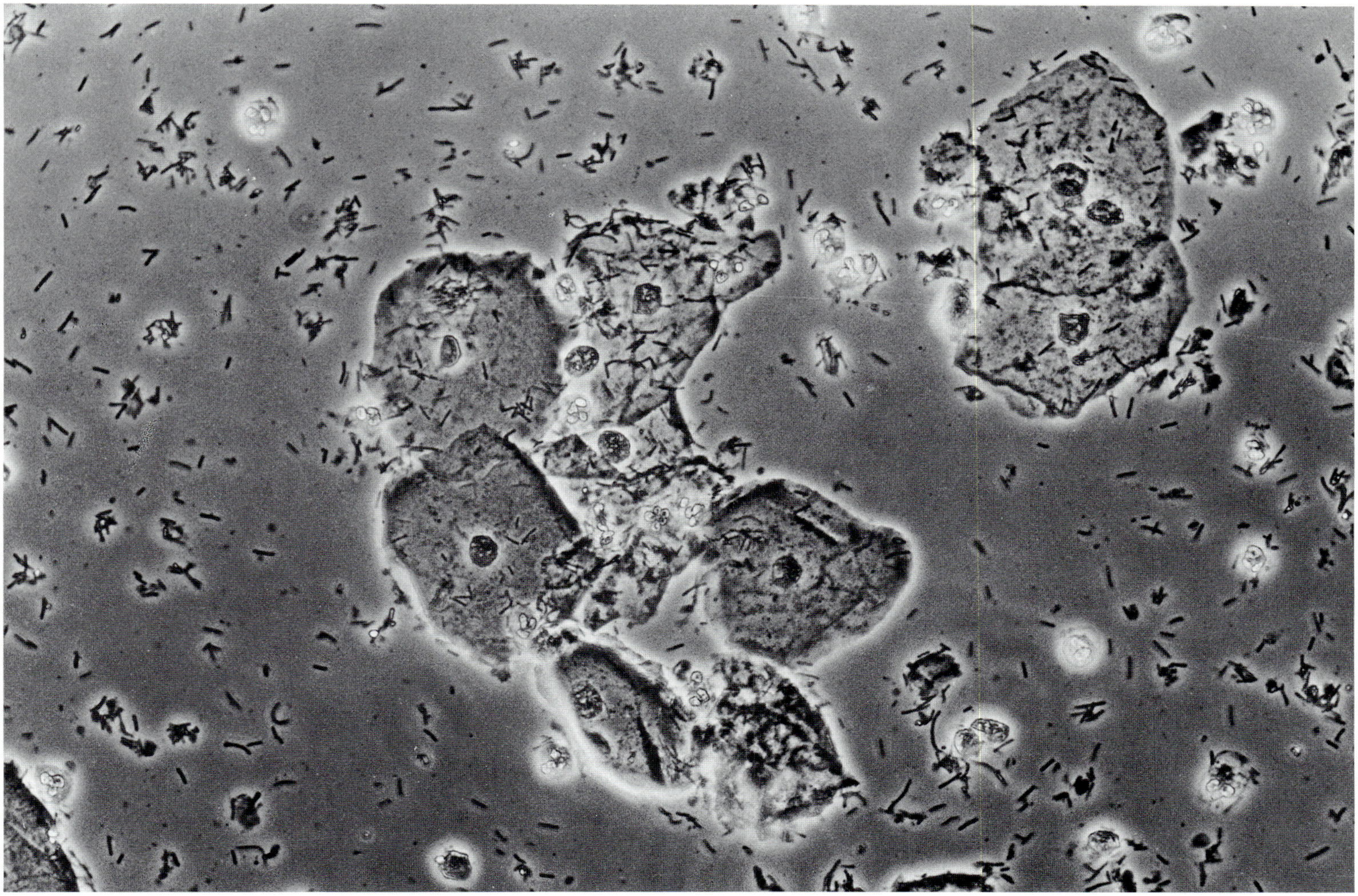

Abb. 47:
Döderlein-Flora
(Färbung nach Papanicolaou*)*

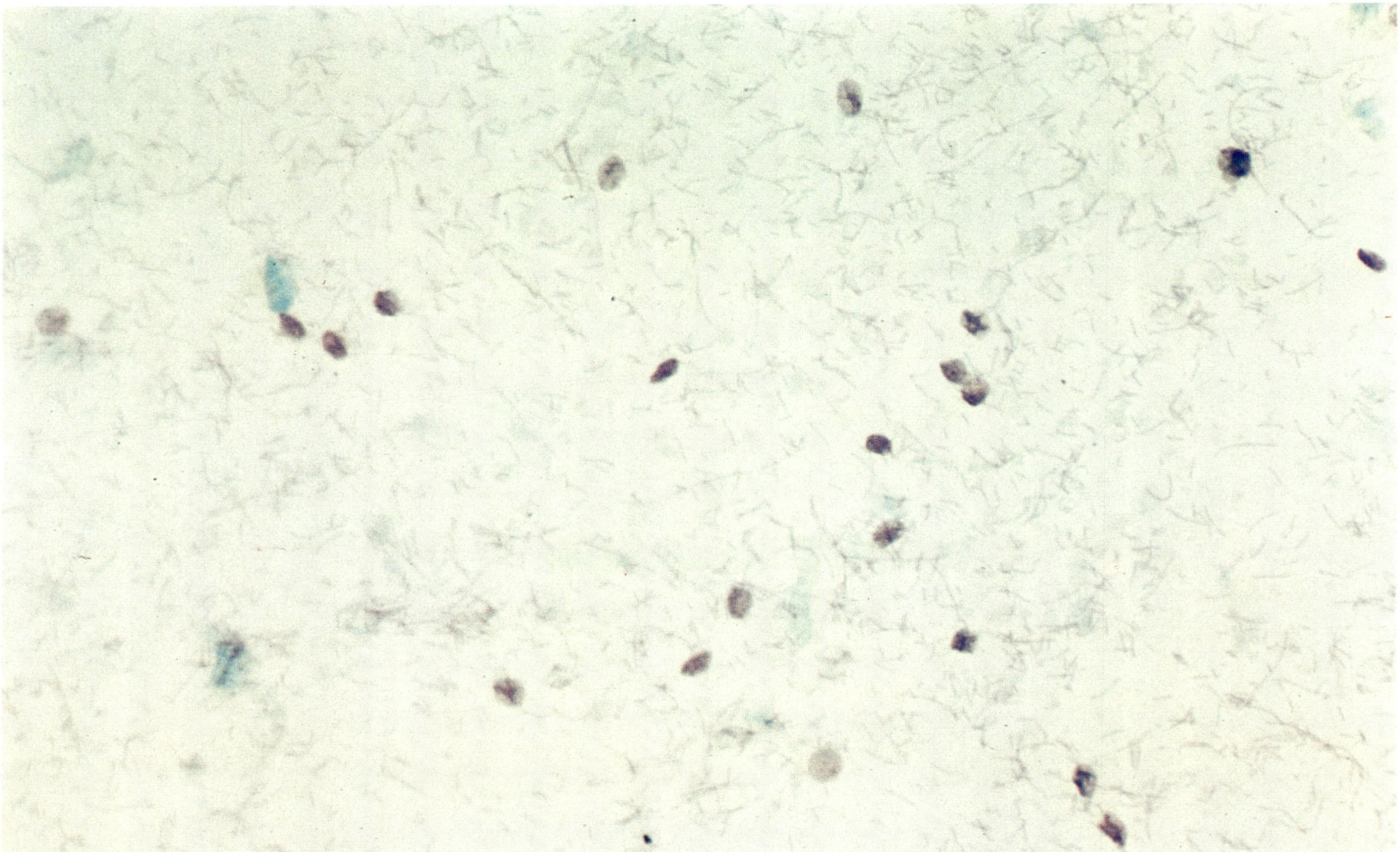

Abb. 48:
Döderlein-Flora
(Nativpräparat im Phasenkontrast)
Ausgeprägte bakterielle Zytolyse. Es finden sich oft nur noch nackte Zellkerne bei Unmengen von Stäbchen-Bakterien. Dazwischen liegen noch vereinzelt fetzige Zytoplasmareste.

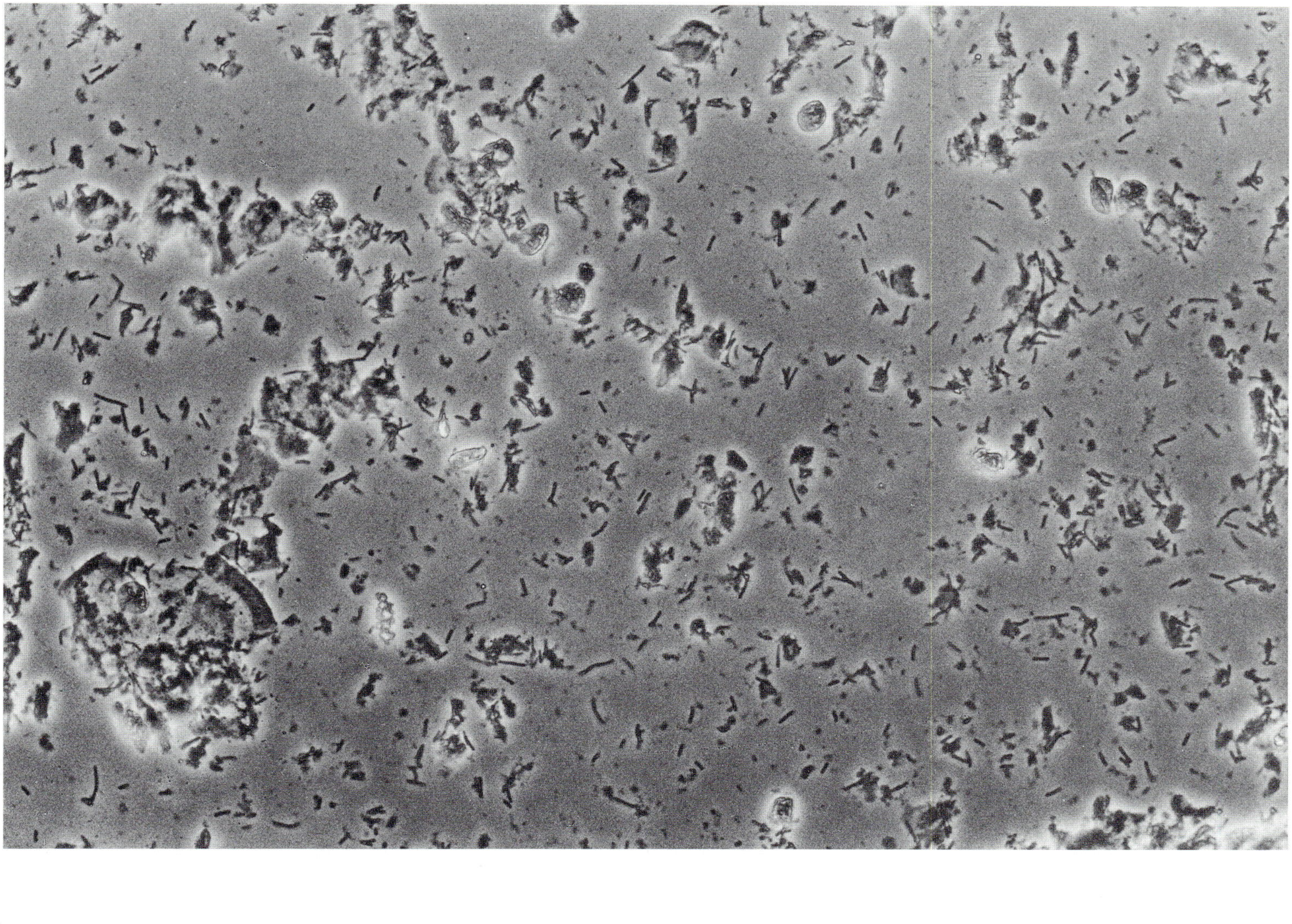

Abb. 49:
Haemophilus vaginalis
(Färbung nach Papanicolaou*)*

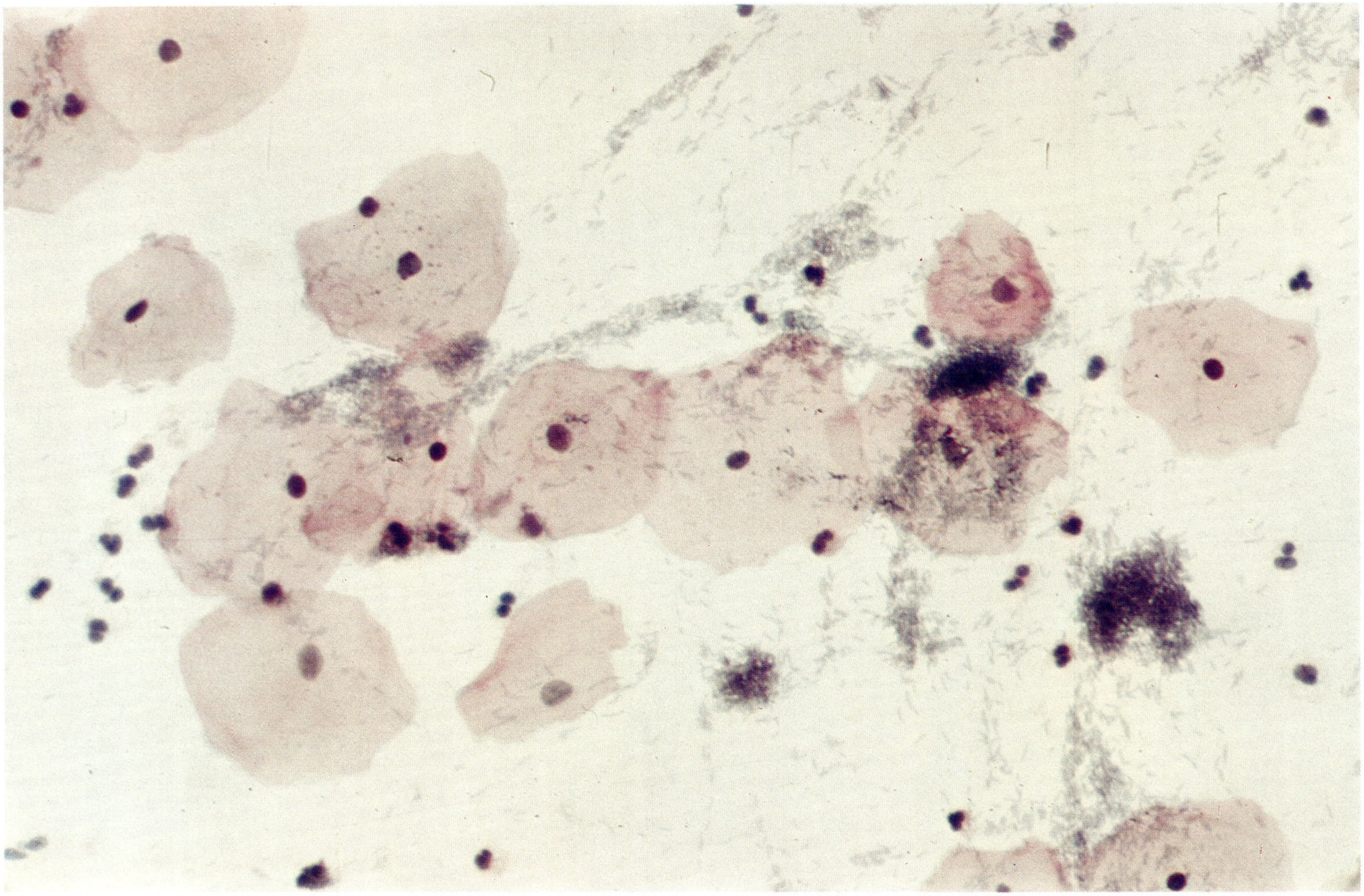

Haemophilus vaginalis

Ein weiteres Stäbchen kann im Vaginalabstrich mikroskopisch noch recht gut identifiziert werden: der 1954 erstmals beschriebene Haemophilus vaginalis. Es handelt sich um ein kurzes pleomorphes Stäbchen, das sich durch seine Eigenart, nicht gleichförmig verteilt, sondern in dichten Zügen aufzutreten und gerne einzelne Zellen, sog. Schlüsselzellen (clue cells), direkt zu besetzen, von den *Döderlein-Bazillen* unterscheidet. Im übrigen fehlen im Zellbild beim reinen Auftreten des Haemophilus auch meist jegliche entzündlichen Zeichen, und es fehlt die bakterielle Zytolyse. Die Pathogenität des Keimes ist umstritten. Nach DUKES und GARDNER ist er der Erreger einer „unspezifischen" Kolpitis schlechthin. Einigkeit besteht jedoch bei allen Untersuchern, daß im positiven Falle die entzündliche Symptomatik minimal ist (KÜMMEL und RITZERFELD u. a.). Der Keim ist hoch empfindlich gegen Tetrazykline und Sulfonamide und stellt somit, falls erforderlich, kein therapeutisches Problem dar *(Abb. 49 u. 50)*.

Abb. 50:
Haemophilus vaginalis
(Nativpräparat im Phasenkontrast)
Die Keime liegen in zugförmiger Anordnung und in dichter Besiedlung einzelner Zellen, sog. Schlüsselzellen.

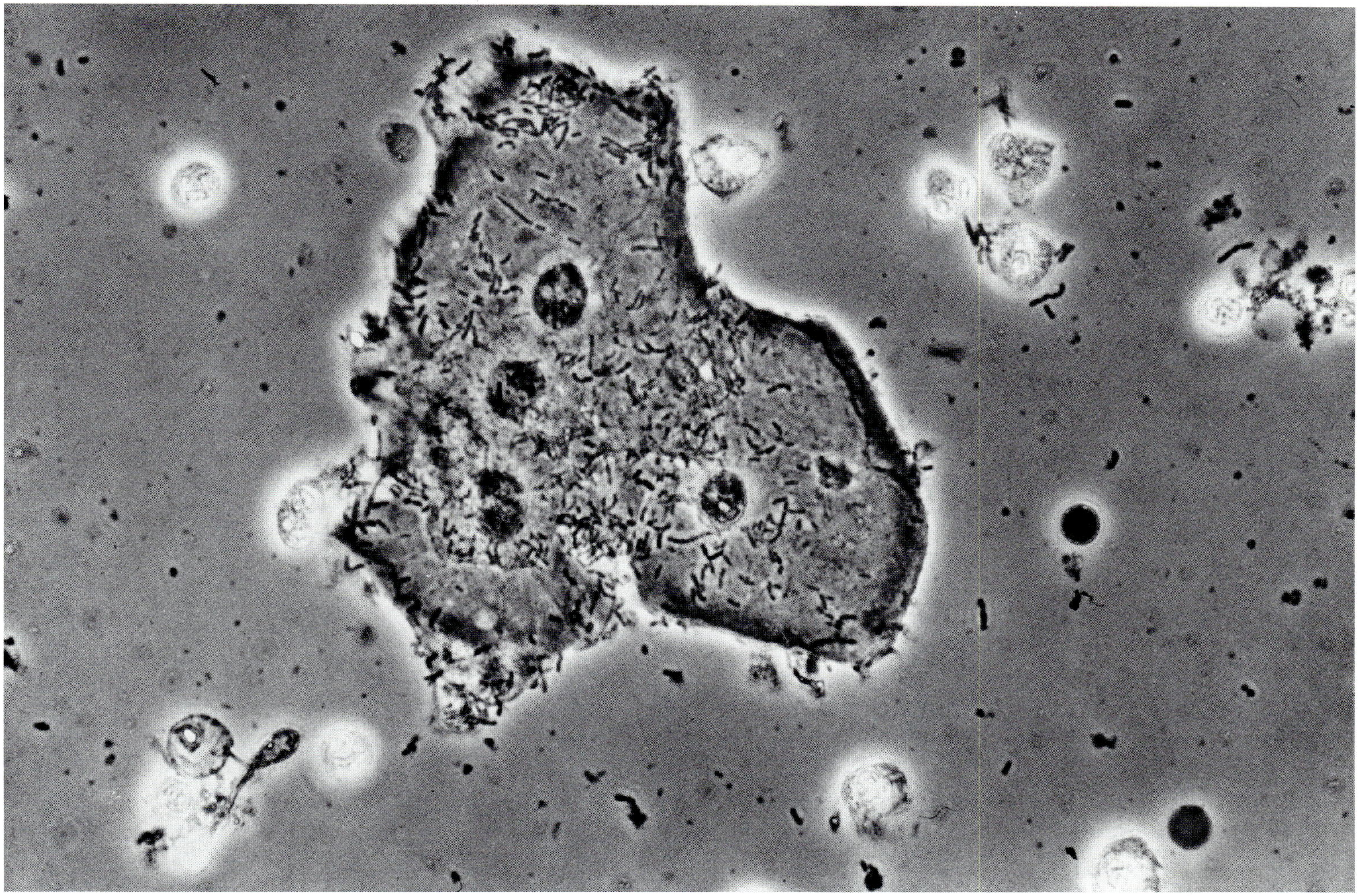

Abb. 51:
Kokkenflora
(Färbung nach Papanicolaou*)*

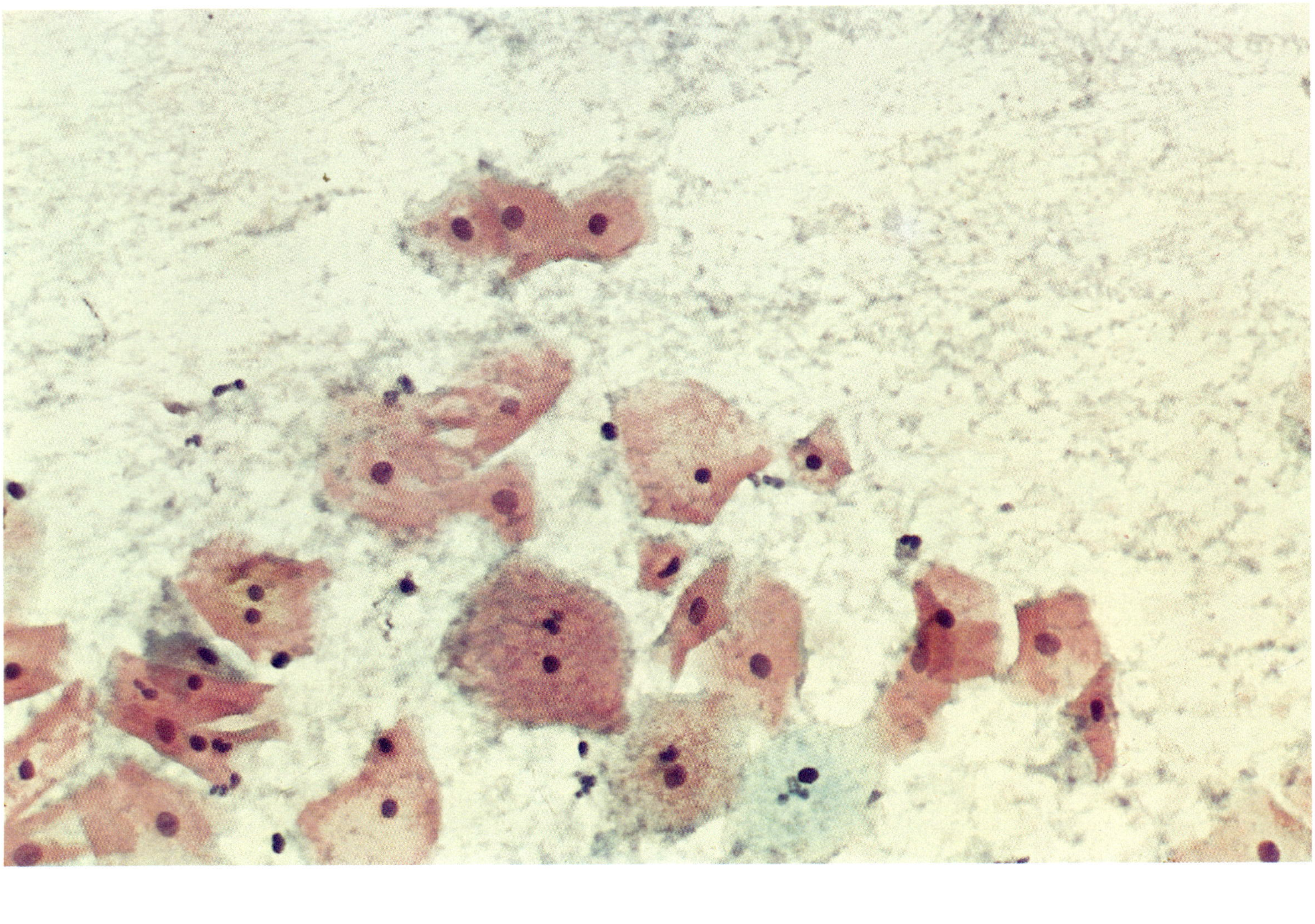

Kokken

Kokken treten im Abstrichbild häufig in dichten Rasen oder Haufenbildungen auf. Eine Identifizierung der einzelnen Spezies ist selbstverständlich mit Hilfe der mikroskopischen Beurteilung nicht möglich, für die normale Praxis jedoch auch nicht erforderlich, wie vorher bereits erwähnt. Das reine Kokkenbild stellt in jedem Fall eine ganz massive Störung der physiologischen Vaginalflora mit weitgehender Verdrängung der *Döderlein-Stäbchen* und Veränderung des pH zum alkalischen Bereich hin dar und bedarf einer besonders sorgfältigen und durchdachten Therapie *(Abb. 51–54)*.

Abb. 52:
Kokkenflora
(Nativpräparat im Phasenkontrast)
In dichten Rasen liegen die Kokken auf und zwischen den Zellen. Im gefärbten Präparat weisen die Zellen oft für eine chronische Entzündung typische Veränderungen auf. Es sind dies: Kernvergrößerung mit Chromatinvermehrung und perinukleären Höfen sowie zeitweise eine Pseudoeosinophilie des Zytoplasmas.

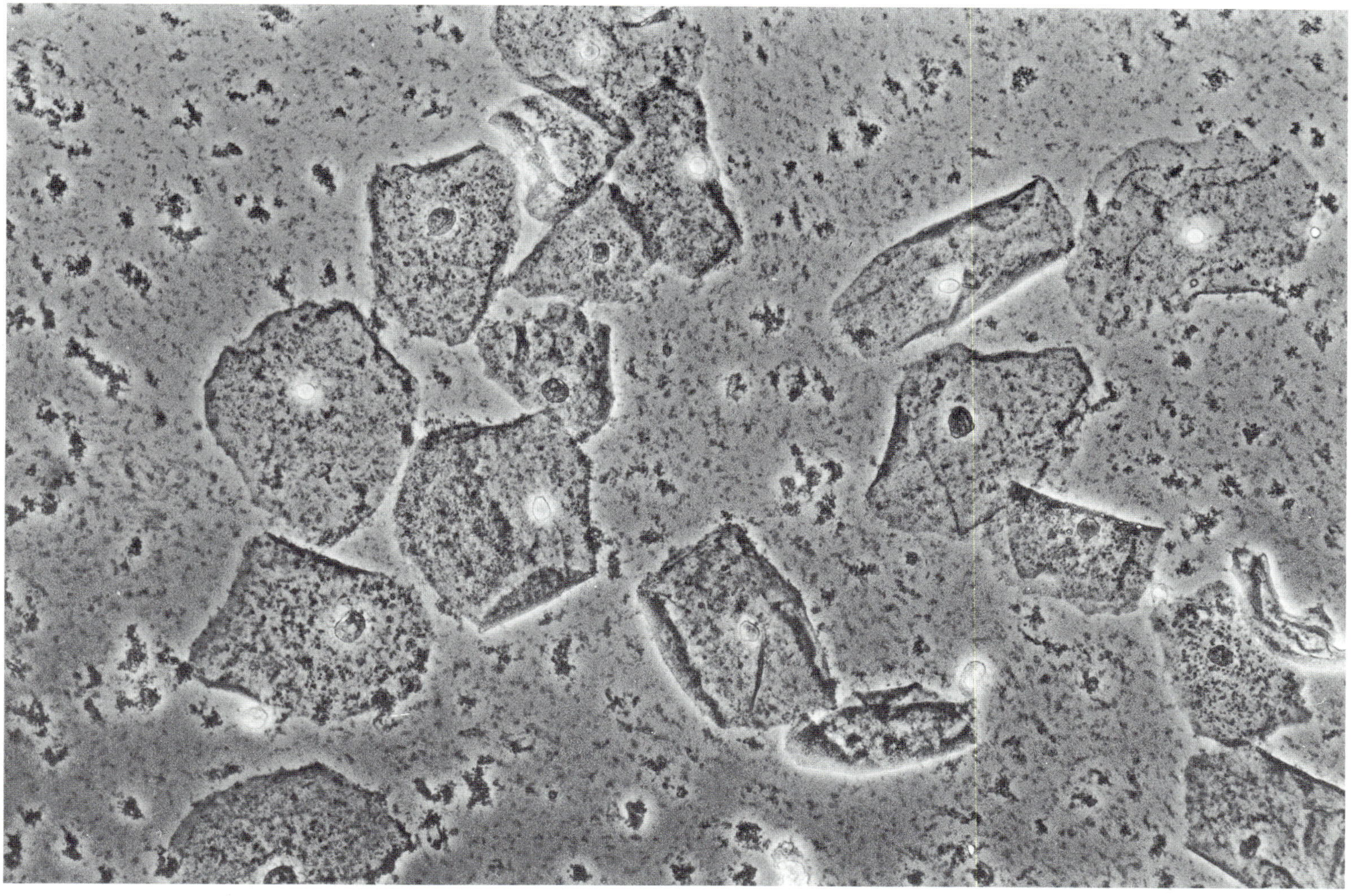

Abb. 53:
Kokkenkolpitis
(Färbung nach Papanicolaou*)*

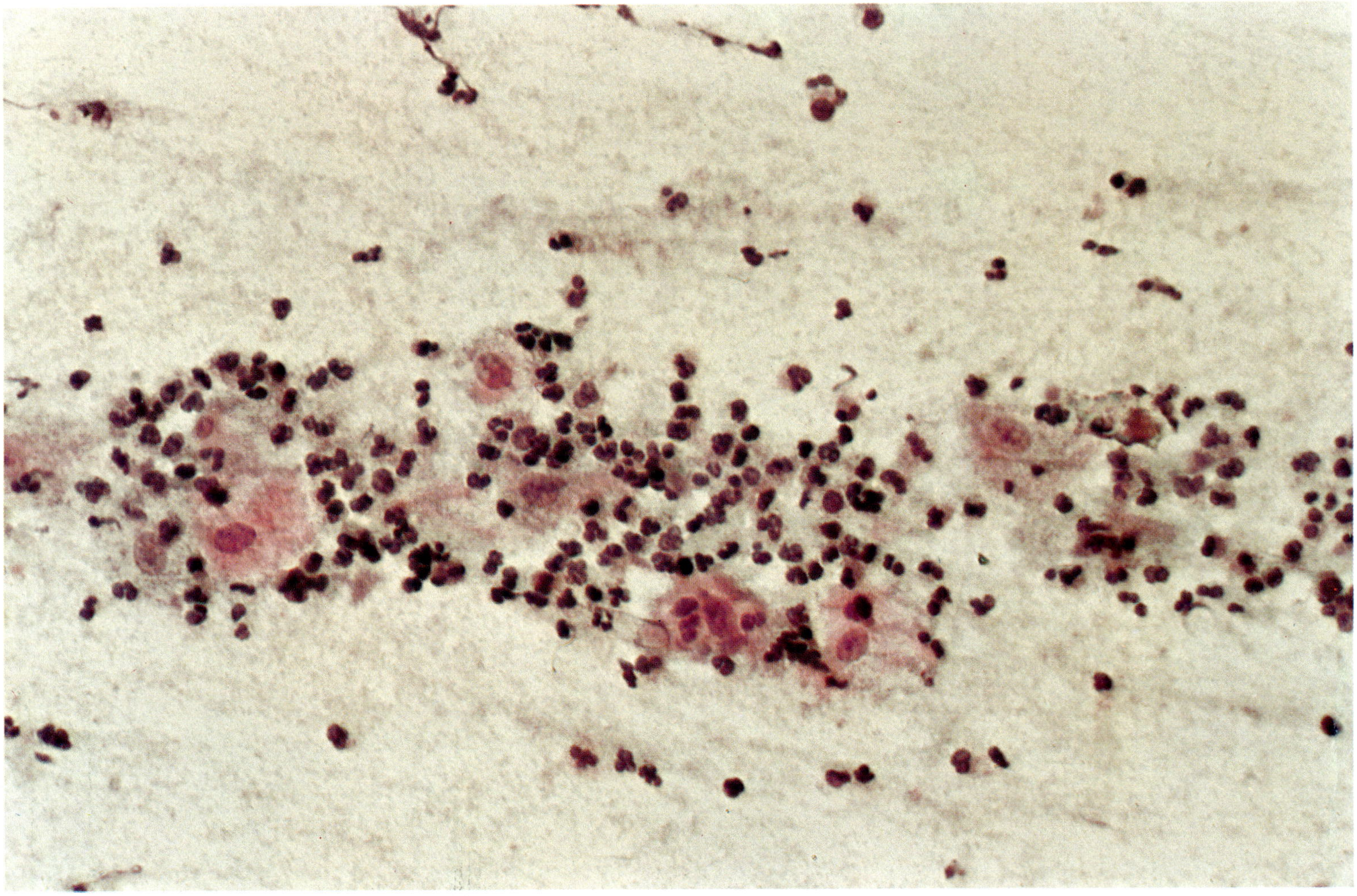

Abb. 54:
Kokkenkolpitis
(Nativpräparat im Phasenkontrast)
Bei der akuten Kokkenkolpitis fällt neben der leukozytären Anhäufung die entzündlich bedingte Kernvergrößerung der Zellen auf.

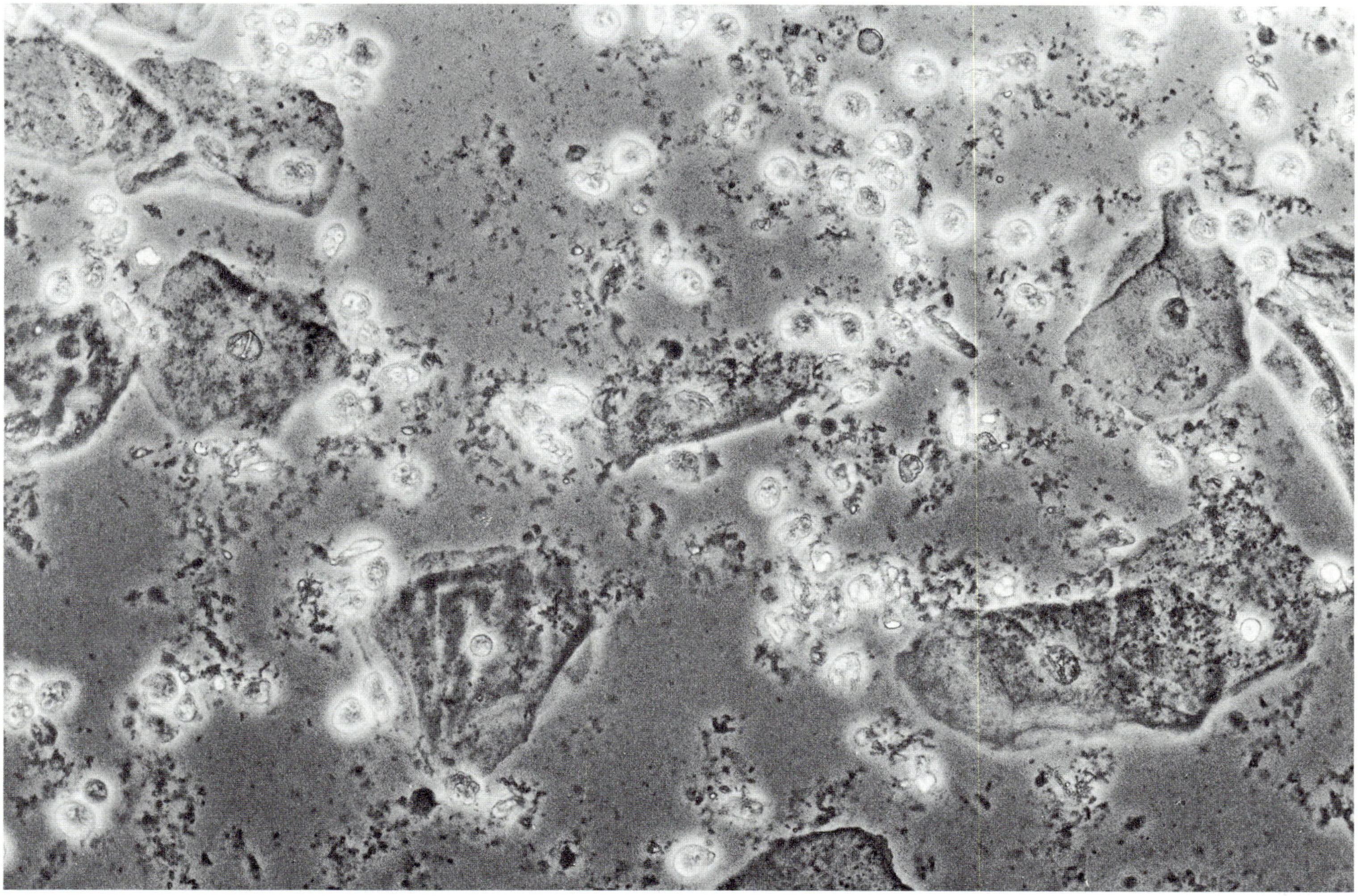

Abb. 55:
Mischflora
(Färbung nach Papanicolaou*)*

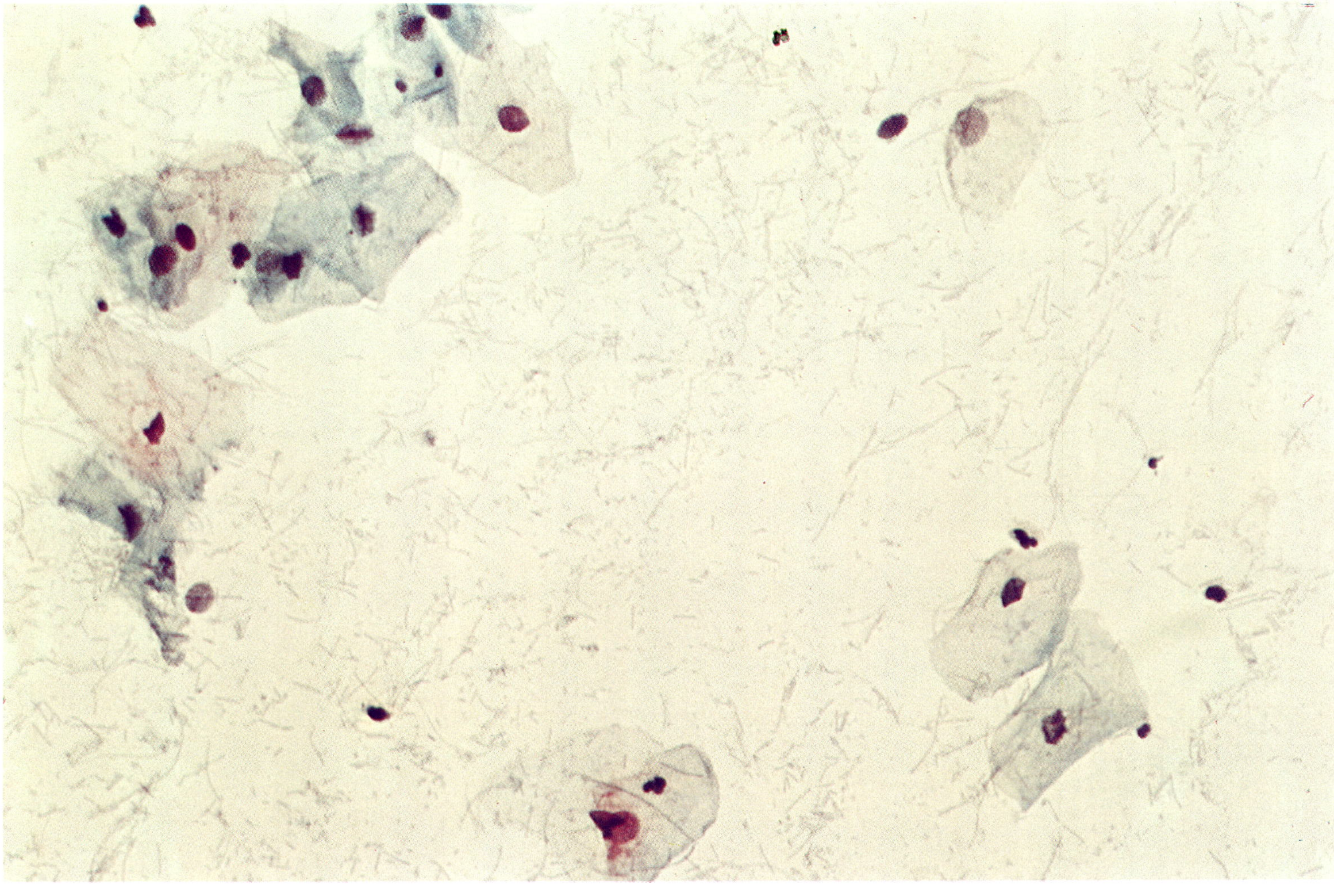

Mischflora

Zwischen der rein physiologischen *Döderlein-Flora* und den völlig unphysiologischen reinen Kokkenbildern finden sich Mischtypen in unterschiedlichster Zusammensetzung. Hier läßt sich am mikroskopischen Bild nicht entscheiden, ob es sich bei den in unterschiedlich großen Anteilen vorliegenden Stäbchen um Laktobakterien oder andere Stäbchenarten handelt, doch darf das Vorhandensein von einzelnen *Döderleinschen Stäbchen* immer angenommen werden. Es ist daher verständlich, daß solche Fälle auf eine antiseptische Therapie meist besonders gut ansprechen *(Abb. 55 u. 56)*.

Abb. 56:
Mischflora
(Nativpräparat im Phasenkontrast)
Das bakterielle Bild setzt sich zusammen aus Stäbchen unterschiedlicher Länge und Kokken. In solchen Fällen lassen die Epithelien meist keine entzündliche Reaktion erkennen. Vereinzelt Leukozyten.

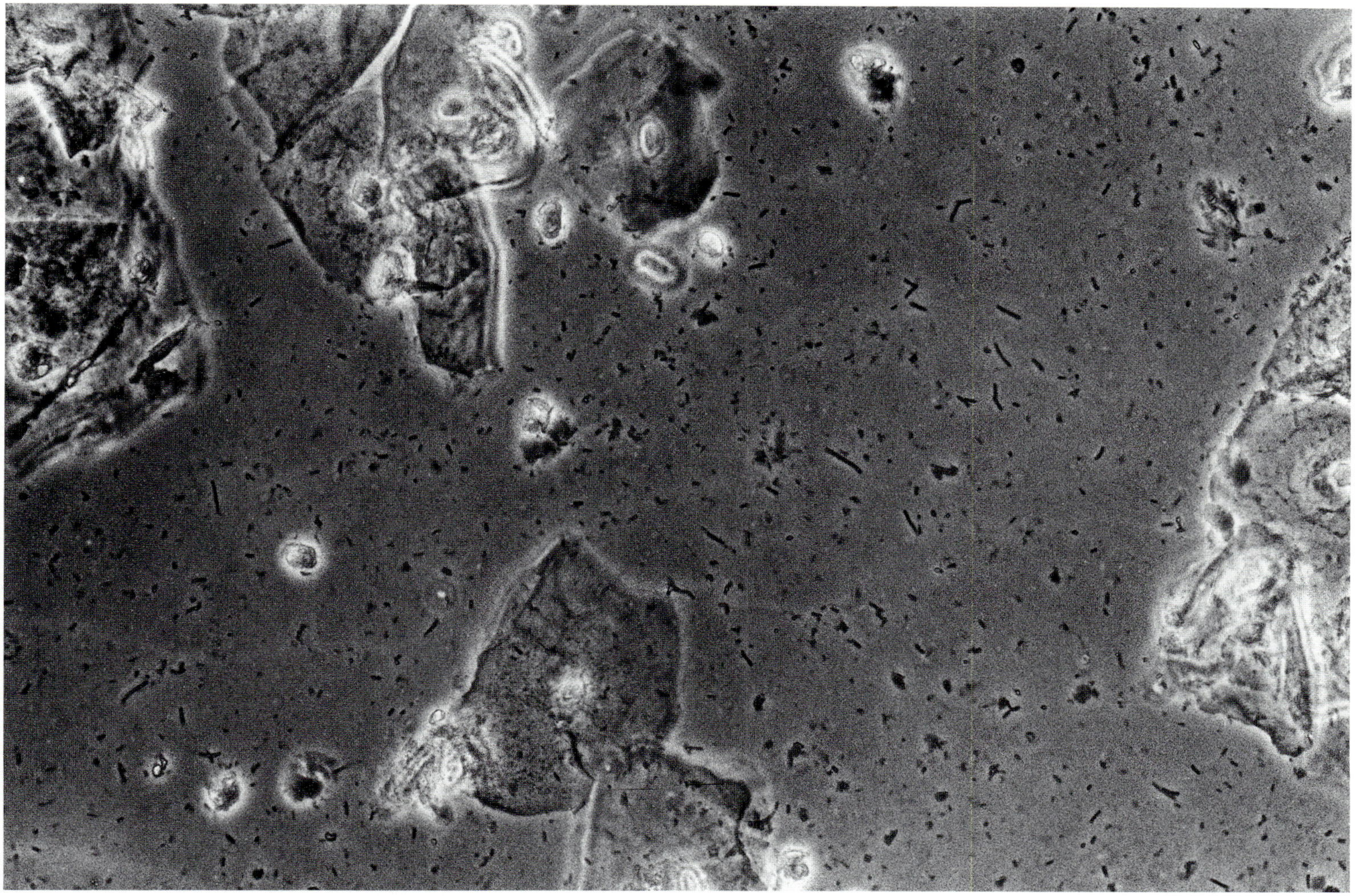

Leptothrix vaginalis

Ein besonders auffallendes Bakterium im Vaginalbereich stellt Leptothrix vaginalis dar. Dieses Bakterium zeichnet sich durch seine haarförmige Gestalt und oft überraschende Länge aus, die auf eine unvollständige Septierung zurückzuführen ist. Verzweigungen kommen nicht vor. Es tritt meist in Verbindung mit Trichomonaden auf, wird jedoch auch alleine angetroffen und persistiert häufig nach erfolgreicher Trichomonaden-Behandlung. Zur Gruppe der Eubacteriales gehörig, scheint ihm eine pathogene Bedeutung nicht zuzukommen *(Abb. 57 u. 58)*.

An weiteren Mikroorganismen können in der Vagina Viren und Mykoplasmen auftreten. Beide entziehen sich der Routinediagnostik. Auch ist der Schweregrad ihrer pathogenen Bedeutung noch umstritten.

Therapie der bakteriellen Störungen

Die Therapie der Störung im bakteriellen Bild der Vagina gliedert sich in drei Gruppen:

Bei Fehlen klinischer Symptome einer Kolpitis, d. h. in Fällen, in denen lediglich unphysiologische Bakterien auftreten (z. B. Kokkenflora), die zu zytologisch nachweisbaren Zellveränderungen führen, genügt oft die Gabe eines einfachen Antiseptikums (z. B. *Gyne-Merfen®-Vaginaltabletten*). Dieses Vorgehen bietet zweierlei Vorteile: Einmal werden oft noch vereinzelt vorhandene Laktobakterien geschont und können rascher proliferieren, zum zweiten wird eine Stimulation evtl. zusätzlich vorhandener Sproßpilze ver-

Abb. 57:
Leptothrix vaginalis
(Färbung nach Papanicolaou*)*

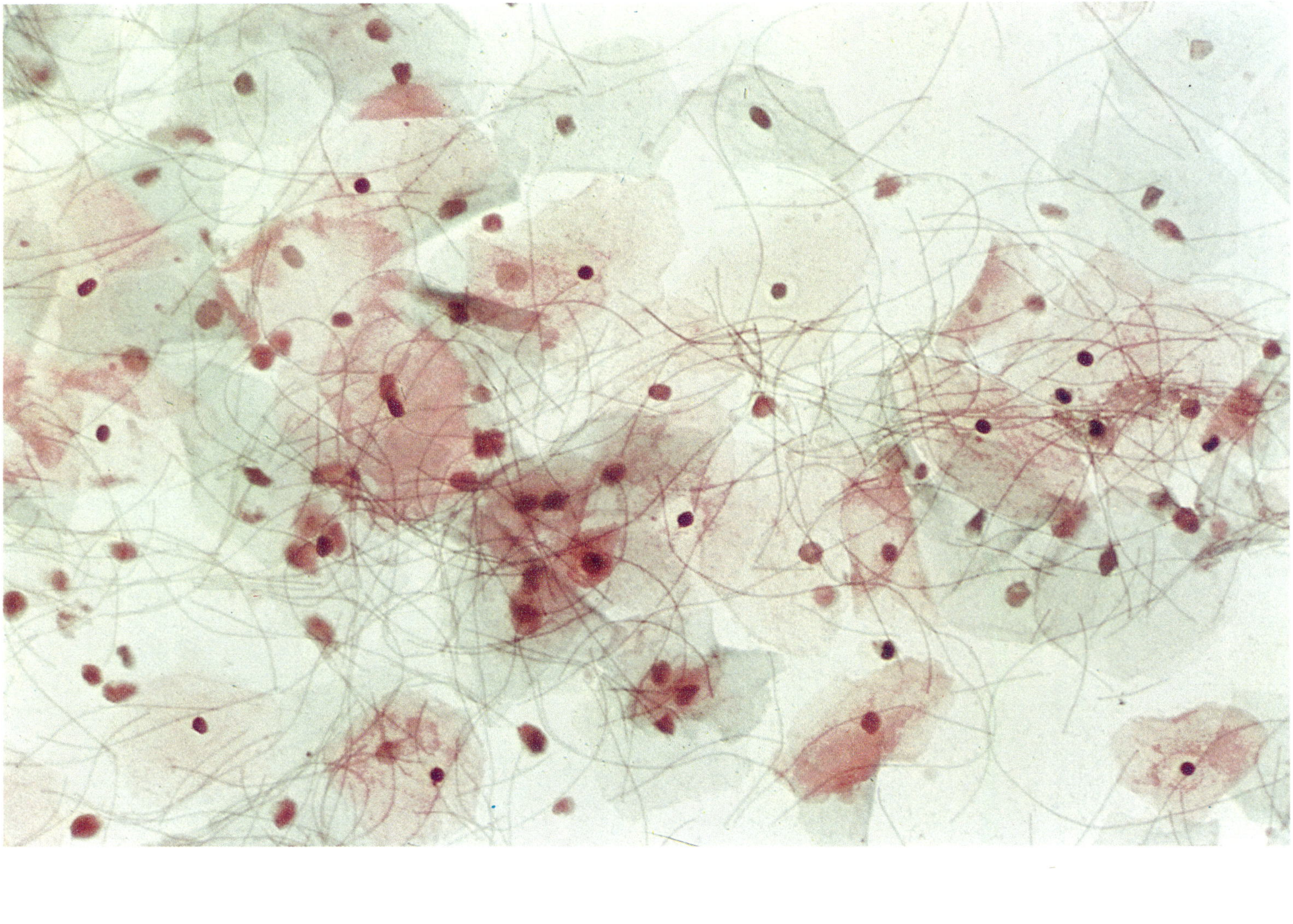

Abb. 58:
Leptothrix vaginalis
(Nativpräparat im Phasenkontrast)
Haarförmige, lange, nicht verzweigte Fäden, oft in großen Bogen liegend, bedecken in Massen das Zellbild. Dazwischen sieht man im Farbpräparat vereinzelt Trichomonaden und Leukozyten. Im Nativpräparat reichlich Kokken. Keine Zeichen einer akuten Entzündung in beiden Bildern.

mieden. Der geringe Östrogenzusatz fördert die Proliferation und Ausreifung des Epithels und bereitet so weiterhin ein günstiges Terrain für die Laktobakterien.

Liegt eine manifeste Kolpitis vor, empfiehlt sich der Einsatz von sulfonamid- oder antibiotikahaltigen Vaginaltabletten oder -pasten. Hier stehen an erster Stelle die Kombinationspräparate *Acetonal®* und *Colpan®*, die durch gleichzeitige Verabreichung von Sulfonamiden, Antiseptikum, Milchsäure und Kohlehydraten der Genese der Kolpitis Rechnung tragen. *Acetonal®* enthält zusätzlich noch Östrogen. Weiter werden einfache Sulfonamid-Steroid-Kombinationen angeboten *(Marbadal-Cyren®, Östrogynaedron®, Vagicort®)*. In vielen Fällen wird man ohne Einsatz von Antibiotika nicht auskommen. Da diese jedoch eine gleichzeitige Stimulierung evtl. vorhandener Sproßpilze bewirken, ist hier *Mysteclin®* das Mittel der Wahl. Dieses Medikament beinhaltet neben Tetrazyklinen noch Amphotericin B, durch das ein mykostatischer Effekt bewirkt wird.

Bei schwersten und therapieresistenten bakteriellen Vulvovaginitiden ist der perorale oder parenterale Einsatz von Antibiotika nicht zu vermeiden. Da dieser jedoch nur in Verbindung mit sinnvollen lokalen Maßnahmen erfolgversprechend ist, zu denen evtl. auch die medikamentöse Umstimmung des gestörten Vaginal-pH (*Dextrovagin®* u. a.) oder Substitution von Laktobakterien *(Vagiflor®, Vagiflor AR®)* gehört, empfiehlt sich die Durchführung der Behandlung solcher Fälle in der speziell ausgerichteten gynäkologischen Fluorsprechstunde. Bei jeder therapieresistenten Kolpitis sollte das Vorliegen einer Mykose durch eine Kulturuntersuchung ausgeschlossen werden.

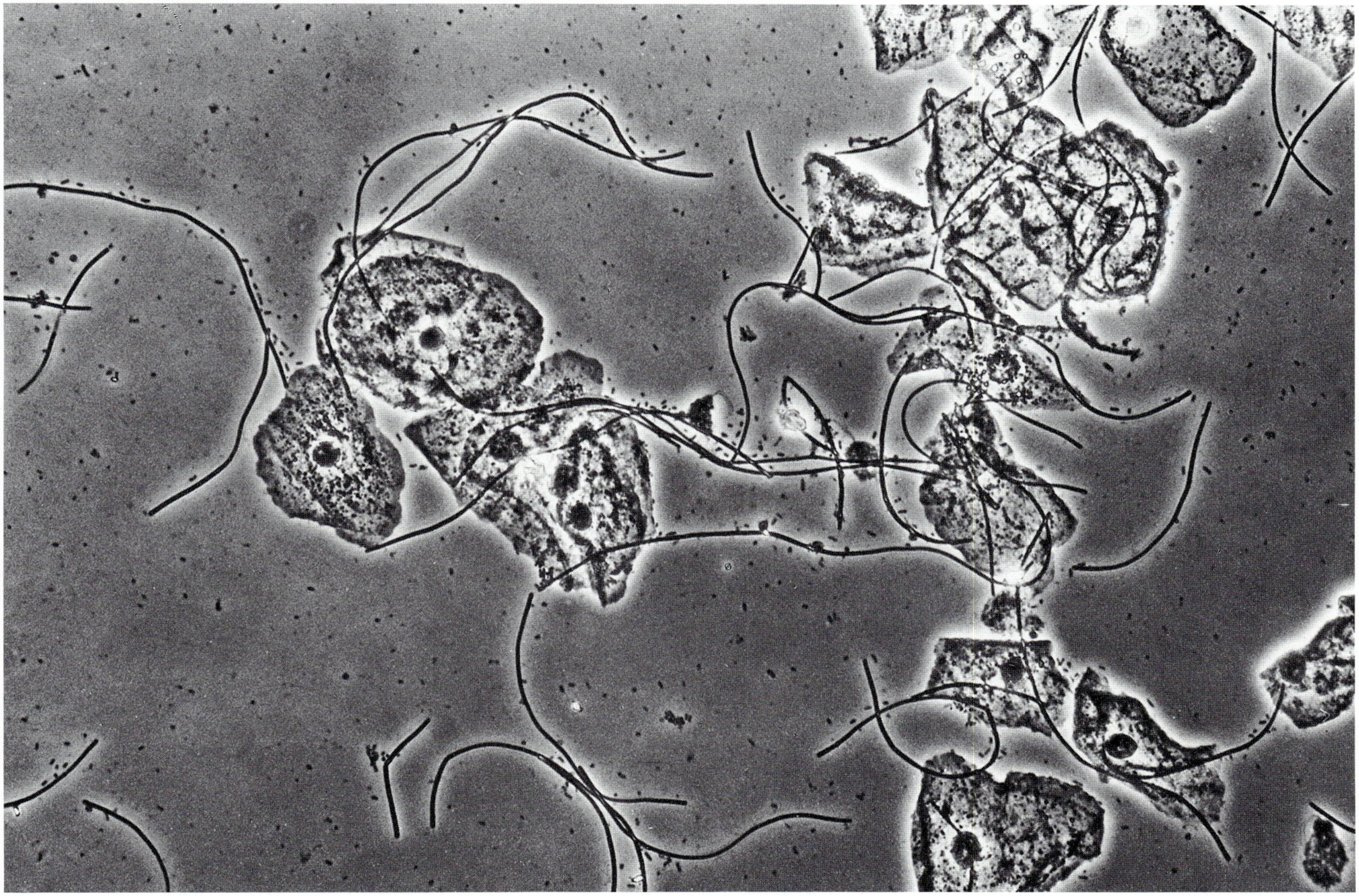

Trichomonaden

Trichomonas vaginalis – 1836 von DONNE entdeckt – ist sicher der Krankheitserreger in der Vagina, nach dem mit Recht zuerst gefahndet wird, stellt sein Auftreten doch die mithin stärkste Störung der physiologischen Biocoenose der Vagina dar.

Bei dem einzelligen Erreger handelt es sich um ein Protozoon aus der Familie der Flagellaten. Die Größe entspricht im allgemeinen etwa der eines Leukozyten, kann jedoch zwischen 8 und 45 μ schwanken. Der meist ovale Zelleib besitzt neben dem spindelförmigen Zellkern drei charakteristische Merkmale: Durch die Zelle zieht ein Achsenstab (Axostyl) mit freiem Ende. Vom gegenüberliegenden Zellpol gehen vier Geißeln aus, die durch ihre ständigen peitschenden Bewegungen Hauptansatzpunkt der Diagnostik werden. Eine fünfte Geißel zieht dicht an der undulierenden Membran entlang nach hinten und kann mit normalmikroskopischen Möglichkeiten kaum erkannt werden. Vom vorderen Pol entspringend, kann man entlang der Zellkante eine undulierende Membran erkennen.

Zur sicheren Diagnostik sollte man im Nativpräparat zumindest den Geißelnachweis führen. So darf die ruckartige Bewegung einer ovalen Zelle allein niemals für die Diagnose genügen. Sie kann durch Flüssigkeitsströme etc. im Präparat ausgelöst werden und bei Untersuchungen im abgeblendeten Hellfeld leicht Fehldiagnosen verursachen, wenn beispielsweise ein Histiozyt, dem zusätzlich ein Stäbchenbakterium anliegt, bewegt wird.

Die vieldiskutierte Theorie von geißellosen, sog. enzystierten *Dauerformen* der Trichomonaden ist durch kulturelle und elektronenmikroskopische Untersuchungen (JIROVEC u. a.) heute widerlegt. Es ist zu vermuten, daß mangelhafte mikrooptische Möglichkeiten zu Fehldeutungen runder Zellen des retikulo-endothelialen Systems im Vaginalsekret führten.

Die Pathogenität der Trichomonas vaginalis ist heute unbestritten, sie wurde nach langen Diskussionen und Ablehnung durch führende Gynäkologen durch Inokulationsversuche bewiesen (BAUER 1961, HESSELTINE 1940, KRAUSSHOLD 1961). Über die Kolpitis hinaus können Trichomonaden jedoch auch Entzündungen benachbarter Organe und höherer Genitalabschnitte (KORTE u. a.) verursachen und einen Sterilitätsfaktor darstellen (DÖRING u. a.).

Das Auftreten der Protozoen in der Zervix und in höheren Genitalabschnitten wird in entsprechenden Untersuchungen mit nur ca. 2 % angegeben. Dies dürfte durch Schutzfak-

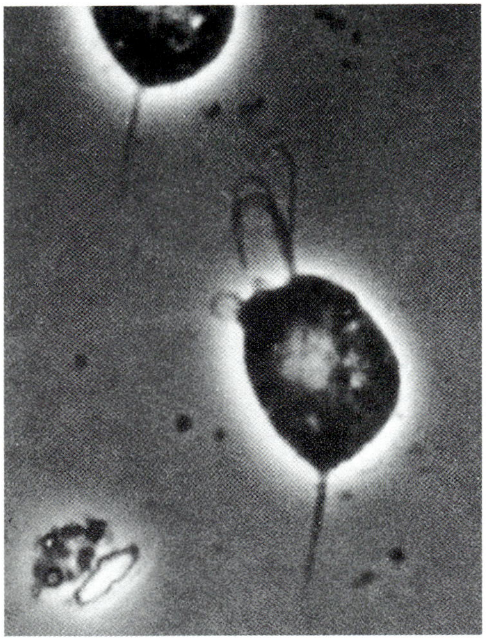

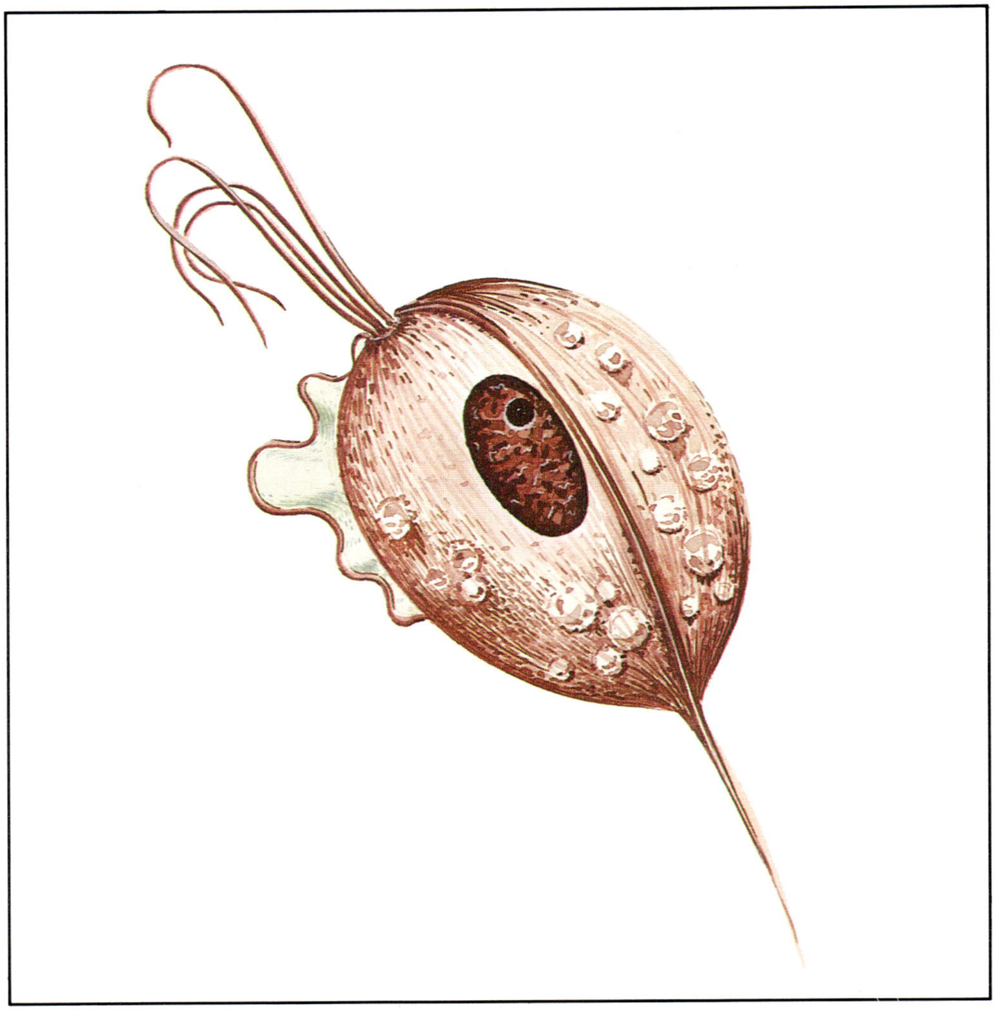

Abb. 59:
Einzeltrichomonade
(Nativ und Modellzeichnung)

Abb. 60:
Trichomonaden-Kolpitis
(Farbpräparat nach Papanicolaou*)*
Im Bild massenhaft Granulozyten, daneben Erythrozyten. Dazwischen liegen 8 Trichomonaden (→) als blaugraue, ovale Schatten. Die Superfizialzellen sind durchweg eosinophil, die Parabasalzellen zeigen entzündliche Reaktion in Form aufgedunsener Kerne mit Chromatinanreicherung sowie Ausziehungen des Zytoplasmas.

toren im Zervikalschleimpfropf bedingt sein. Dagegen ist die Besiedlung der unmittelbar zur Vagina hin geöffneten Organe wie Urethra, *Skenesche Gänge* und *Bartholinische Drüsen* mit 50 bis 70% ungleich höher. Über die Urethra hinaus kann der gesamte Harntrakt befallen sein. Ein Persistieren der Protozoen im Harntrakt nach Behandlung einer Trichomonaden-Kolpitis ist möglich. Hieran sollte man bei antibiotika- und sulfonamidtherapieresistenten Urethrozystitiden denken und eine Trichomonaden-Infektion durch Untersuchung des Urethralsekretes ausschließen. Zur Entnahme bedient man sich hierzu einer Platinöse.

Die größte Bedeutung der Trichomonas vaginalis scheint sich jedoch bei der Diskussion kanzerogener Faktoren herauszukristallisieren. Schon PAPANICOLAOU, im deutschen Sprachraum später ZINSER, wiesen darauf hin, daß Trichomonas vaginalis charakteristische Zellveränderungen im zytologischen Abstrich verursacht, die fließende Übergänge zur Dysplasie bzw. Dyskaryose erkennen lassen (s. S. 39). Viele Autoren haben sich mit der Rolle der Trichomonas vaginalis bei der Präkanzerose der Portio beschäftigt. Wenn ihr auch keine direkte kanzerogene Bedeutung zuzukommen scheint, dürfte sie doch als Wegbereiterin vermutlich bei der Auslösung dysplastischer Prozesse agieren. Den statistischen Zusammenhang zwischen Trichomonaden-Infektion und Prä- sowie Kanzerosen der Portio zeigte MEISELS am zytologisch-histologischen Untersuchungsmaterial von 63870 Frauen. Dysplasien, Carcinoma in situ und Karzinome waren bei Trichomonaden-Trägerinnen deutlich häufiger anzutreffen als bei den übrigen Frauen.

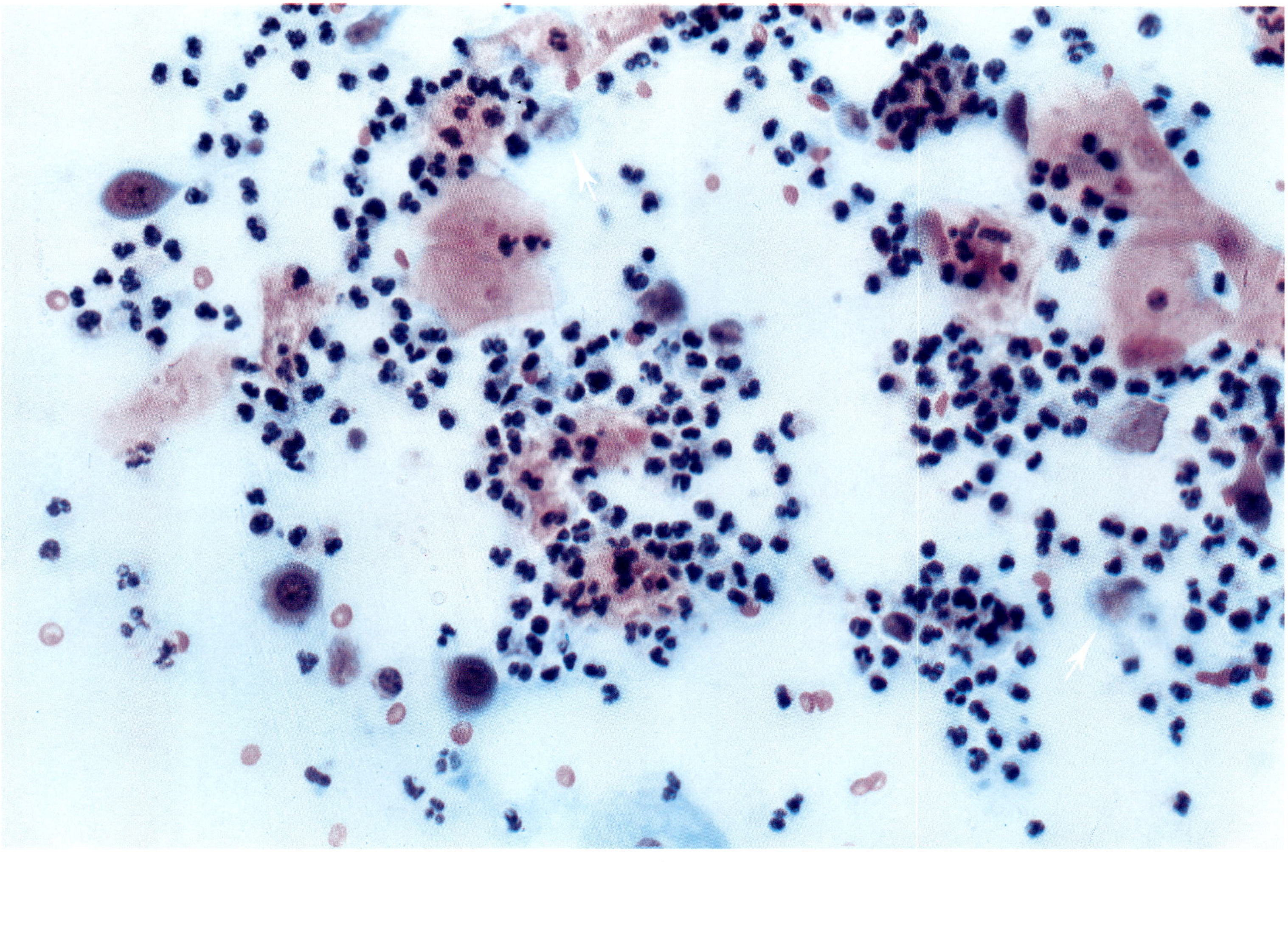

Es ergibt sich also, daß die Beseitigung der Trichomonas-Infektion über die Kolpitisbehandlung hinaus als wichtige therapeutische Maßnahme im Sinne der Karzinomprophylaxe anzusehen ist. Dies bedeutet aber, daß nach Möglichkeit bei jeder gynäkologischen Untersuchung nach den Flagellaten gefahndet werden sollte und eine jede erkannte Trichomoniasis, auch ohne kolpitische Symptome, exakt behandelt werden muß.

Die Häufigkeit der Trichomonaden-Infektion wird in der Literatur höchst unterschiedlich angegeben; nach einer Literaturzusammenstellung von CHAPPAZ zwischen 4 und

Abb. 61:
Das Verhältnis dysplastischer und kanzeröser Portioveränderungen bei trichomonaden-infizierten und bei gesunden Frauen (Meisels)

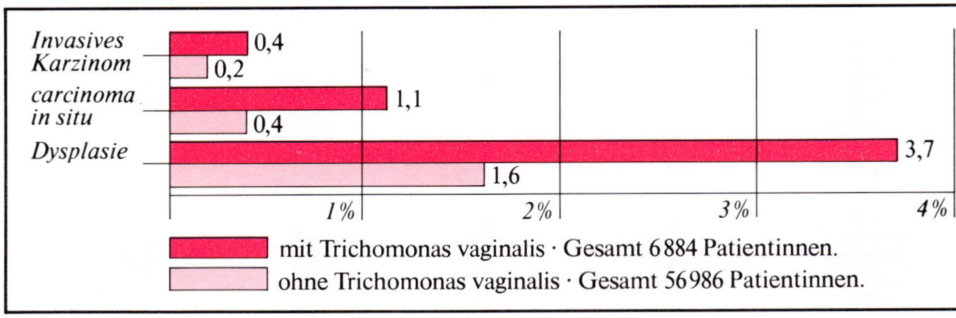

Abb. 62:
Trichomonade,
Leukozyt und Plattenepithelzelle
(Farbpräparat nach Papanicolaou, ***Ölimmersion)***

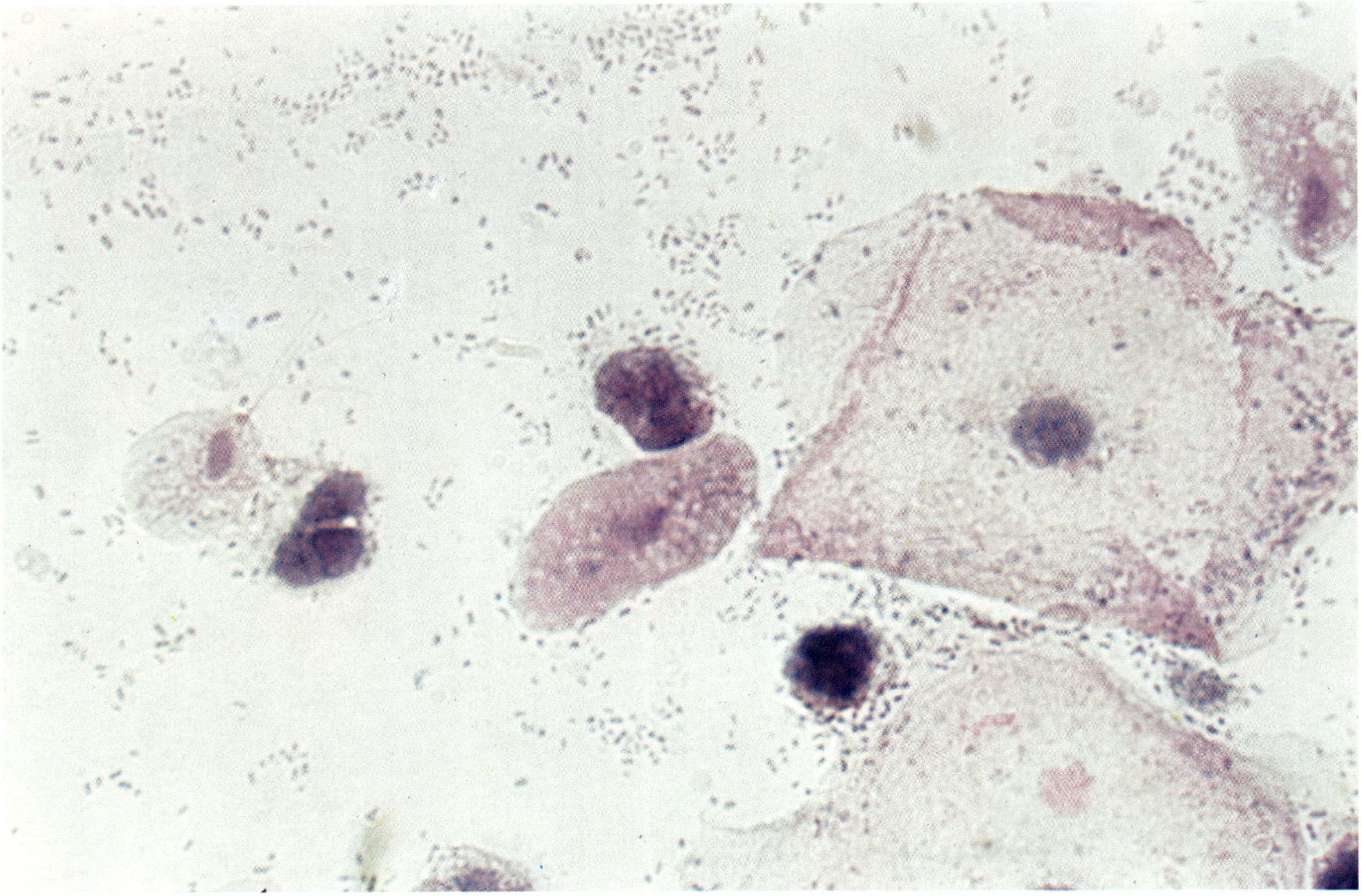

Abb. 63:
Trichomonade,
Leukozyt und Plattenepithelzelle (Nativpräparat im Phasenkontrast)
Die Trichomonaden sind etwas größer als Leukozyten. An dem lebenden Tier lassen sich Geißeln, undulierende Membran und Achsenstab gut erkennen. In beiden Bildern reichlich Kokken.

91%. Hierzu ist zunächst festzustellen, daß diese Zahlen sicher nicht an vergleichbaren Patientinnenkollektiven gewonnen wurden. Die Infektionsrate ist in starkem Maße vom Stand der Sexualhygiene allgemein beeinflußt.

Wie abhängig aber die Infektionshäufigkeit darüber hinaus auch von der Auswahl der untersuchten Frauen ist, soll noch am Beispiel der Sproßpilze gezeigt werden (s. S. 77). Eigene ausgedehnte Untersuchungen ergaben bei der erwachsenen weiblichen Bevölkerung einer Großstadt in 9% eine Trichomonaden-Infektion (SCHNELL et al., 1971). Dabei war die Infektionshäufigkeit deutlich altersabhängig: Sie lag am höchsten bei den 40- bis 50jährigen Frauen mit 16% und am niedrigsten bei den unter 35- und über 55jährigen Frauen mit ca. 4%. Es ist also durchschnittlich bei ca. jeder zehnten Frau, die sich zur Krebsvorsorgeuntersuchung vorstellt, eine Trichomoniasis zu erwarten. Mit dem Auftreten eines Fluors, besonders aber einer akuten Kolpitis, steigt dieser Prozentsatz erheblich an. Er dürfte bis zu 40% erreichen.

Den Erfolg einer gezielten Therapie der Trichomoniasis untersuchten ASMERA et al. (CSSR) an einem großen Patientinnengut einer Behandlungsstelle für venerische Erkrankungen. Sie konnten die Infektionshäufigkeit in 3 Jahren von 38,8 auf 26,1% senken.

Die Diagnostik der Trichomoniasis ist am Nativpräparat mit dem Phasenkontrastmikroskop, das alle Einzelheiten erkennen läßt, recht einfach und sicher, dabei wenig zeitraubend. Die Erfolgsquote von ca. 80% bei einer ersten Untersuchung genügt den Ansprüchen der Praxis vollauf, übertrifft die Diagnosemöglichkeit am zytologischen Präparat und erübrigt aufwendige Kulturmethoden.

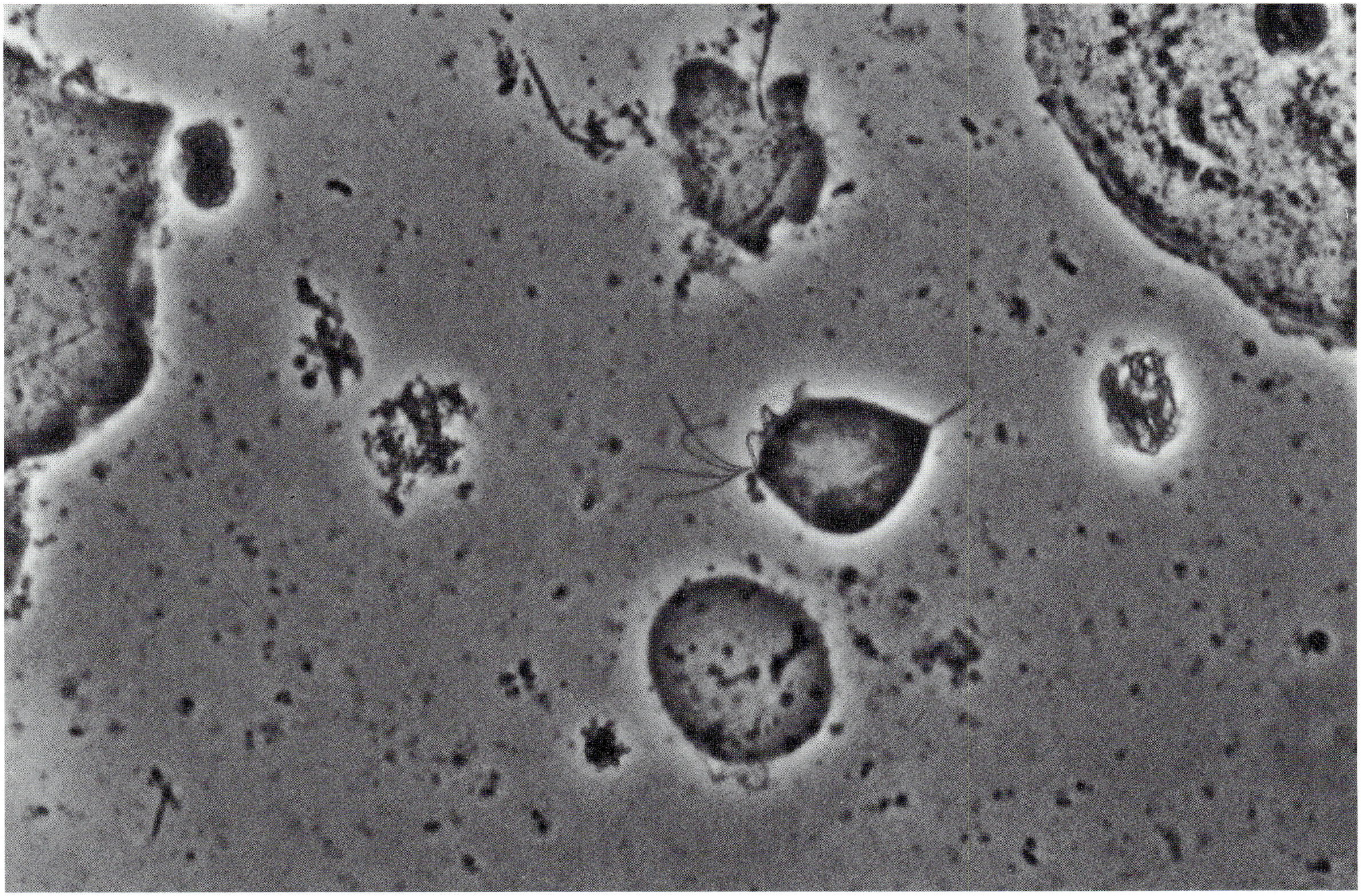

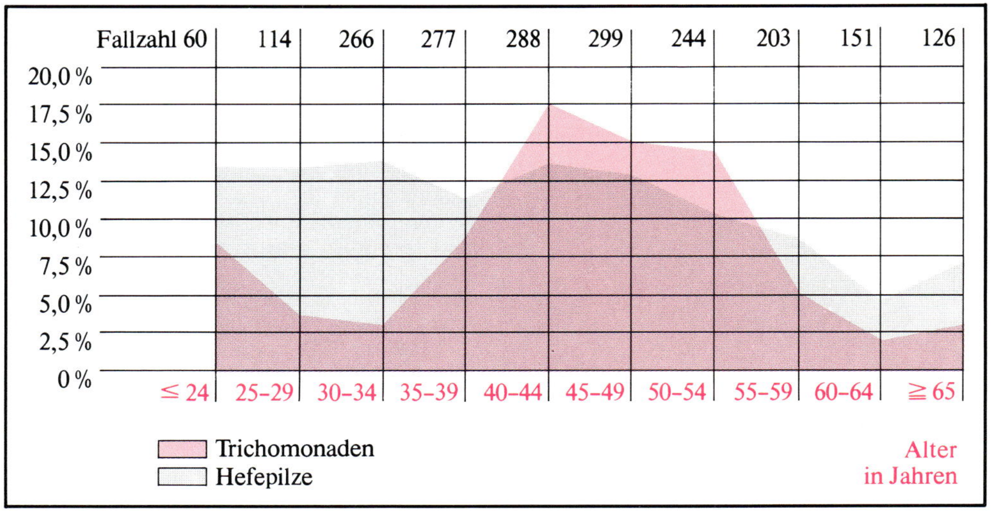

Abb. 64:
Die Altersabhängigkeit der Trichomoniasis und des vaginalen Hefebefalls bei der weiblichen erwachsenen Bevölkerung

Abb. 65:
***Trichomonade,** Erythrozyt*
(Nativpräparat im Phasenkontrast)
Erythrozyten sind im Nativpräparat kleiner als Trichomonaden. Neben reichlich Kokken liegt im Bild ein Leptothrixfaden.

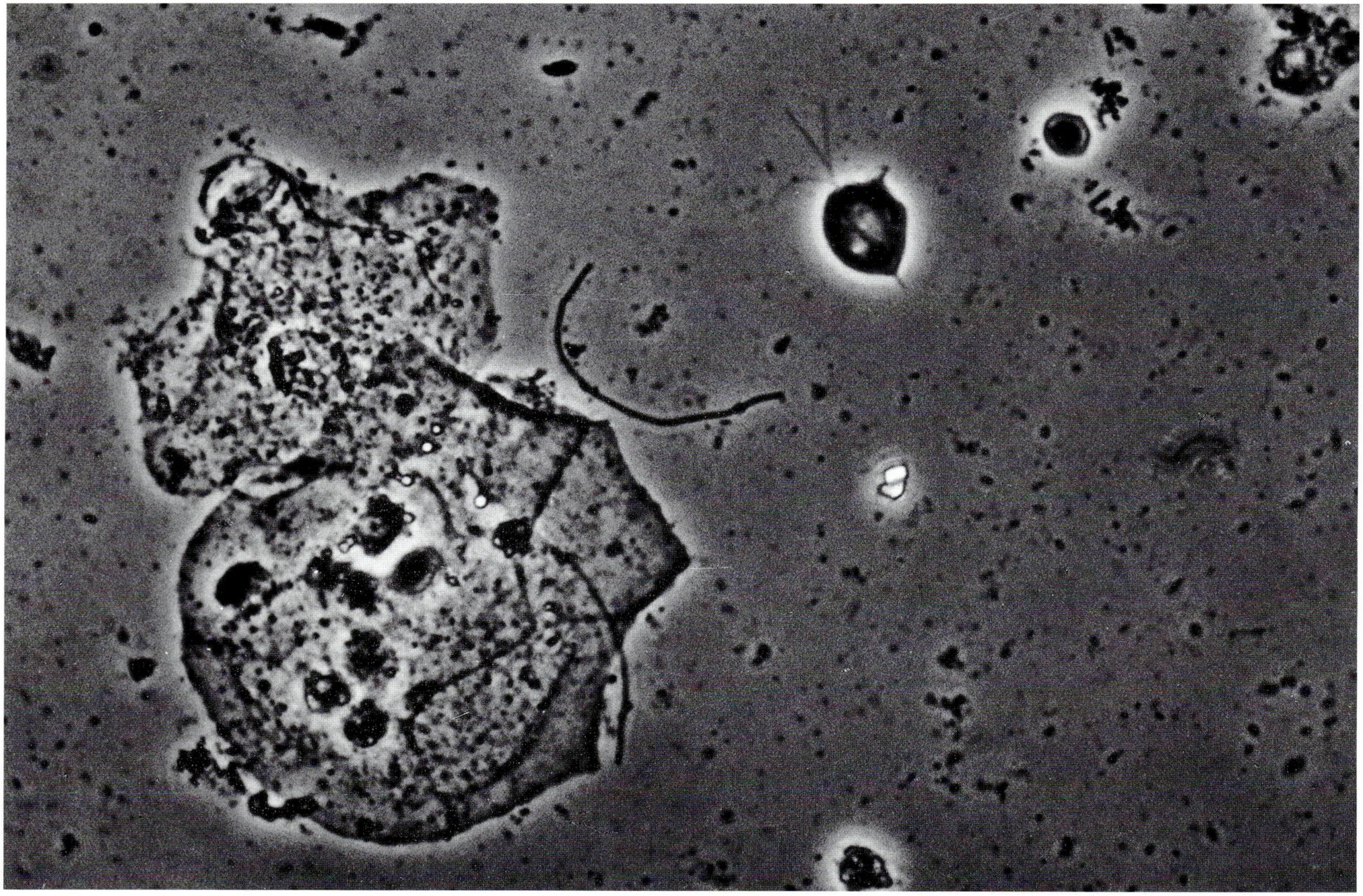

Abb. 66:
Trichomonaden-Kolpitis
(Nativpräparat im Phasenkontrast)
Neben reichlich Granulozyten (→) massenhaft relativ homogen erscheinende Trichomonaden. Die entzündlichen Veränderungen der Plattenepithelien werden im Nativpräparat nicht so deutlich wie im Farbpräparat. Massenhaft Kokken.

Therapie der Trichomoniasis und Trichomonaden-Kolpitis

Das Mittel der Wahl zur Behandlung der Trichomoniasis und Trichomonaden-Kolpitis stellt seit ca. 10 Jahren Metronidazol *(Clont®, Sanatrichom®, Flagyl®)* dar. Die systemische Wirkung bei oraler Gabe, die recht gute Verträglichkeit und vor allem die hohe trichomonazide Wirksamkeit machten das Präparat allen bisherigen Medikamenten weit überlegen. Zur Zeit angebotene weitere Derivate, besonders aus der Nitrofurangruppe, bedürfen noch bezüglich ihrer Wirksamkeit exakter klinischer Vergleichsprüfungen.

Orale Gaben von 2 × 250 mg Metronidazol täglich reichen aus, um über genügend hohe Blutspiegel auch trichomonazide Spiegel im interzellulären Gewebsraum, Urin und den Hohlorganen zu erhalten. Sicherheitshalber kann die orale Therapie durch eine vaginale Applikation von 100 mg Metronidazol täglich unterstützt werden. Die allgemein übliche Behandlungsdauer beträgt 6 Tage. Eine Partnerbehandlung sollte zum Ausschluß der Reinfektion (Pingpongeffekt) immer durchgeführt werden.

Die alleinige lokale Behandlung ist – unabhängig von jedem Medikament – abzulehnen, da sie aufgrund des geschilderten Befalls der vaginalen Nachbarorgane nur in ca. 50% der Fälle zur Sanierung des Infektes führen kann. Ausnahmen bilden lediglich gravide Patientinnen oder solche, bei denen sich aufgrund anderer Krankheiten eine orale Medi-

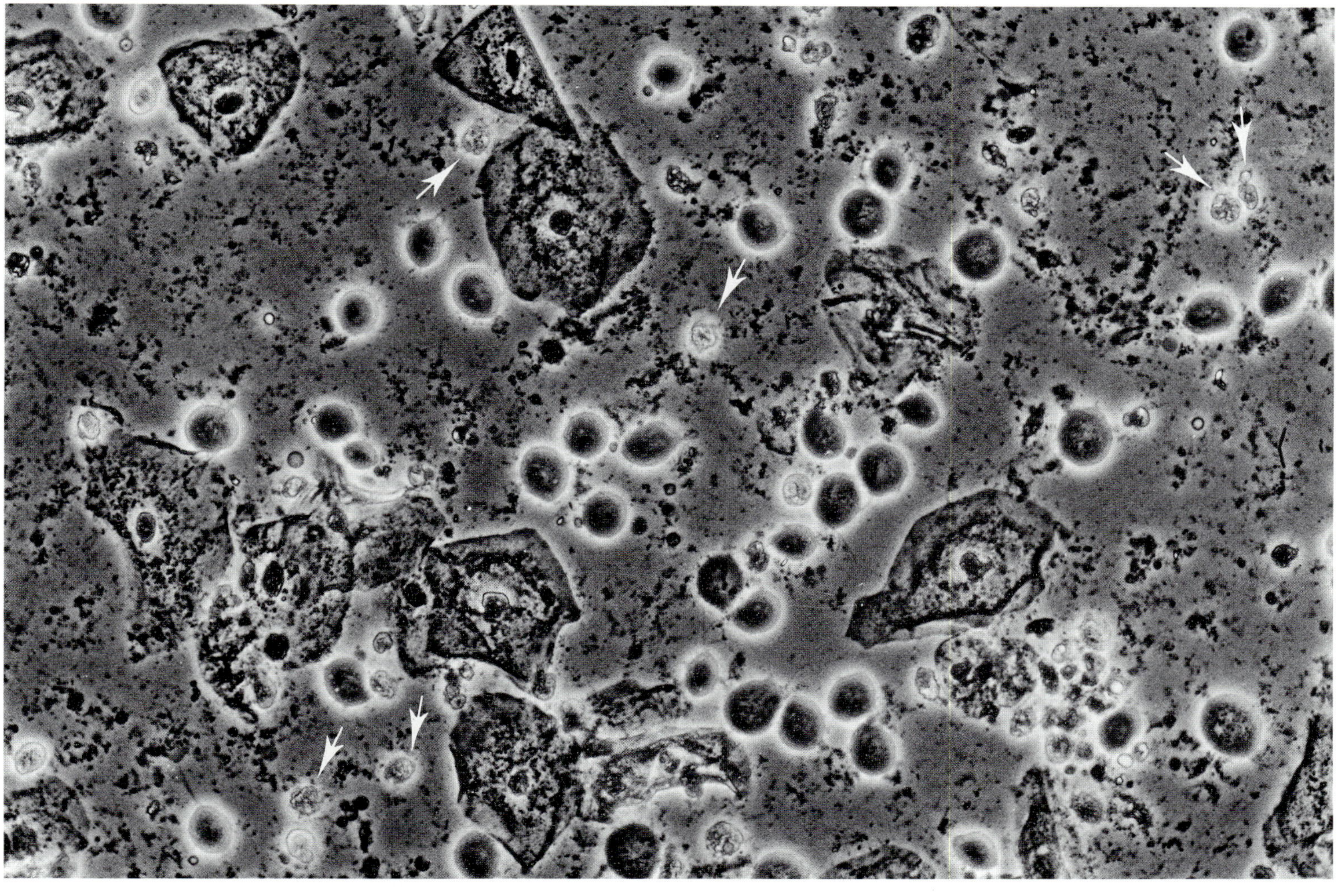

kation verbietet. In solchen Fällen kann durch eine Verlängerung der lokalen Behandlungsdauer (etwa 2×6 Tage) eine höhere Therapiequote erreicht werden.

Bei lange bestehenden rezidivierenden Entzündungsprozessen ist zu berücksichtigen, daß sich manche Schlupfwinkel der Trichomonaden (*Bartholinische Drüsen*, Prostata etc.) durch narbig fibröse Veränderungen gleichsam *abkapseln*. Der Übertritt der Wirksubstanz wird erschwert, die Konzentration des Metronidazols erreicht im Organ keine ausreichend hohen Werte. Die Folge ist ein Rezidivieren der Trichomoniasis aus diesem Organ heraus. Solche Fälle führen leicht dazu, eine Resistenz der Trichomonaden gegenüber Metronidazol zu vermuten. Eine nochmalige Behandlung mit $1^1/_2$- bis 2facher Dosierung bringt meist die Sanierung des Infektes. Neben dieser Möglichkeit muß man bei *Therapieversagern* daran denken, daß Reinfektionen durch unterlassene oder mangelhafte Partnerbehandlung sowie promiskuitives Verhalten eines der beiden Partner nicht auszuschließen sind.

Eine echte Resistenz von Trichomonas vaginalis gegenüber Metronidazol konnte bisher in vitro bei keinem Stamme nachgewiesen werden. Nach Beseitigung der Trichomonaden normalisiert sich gewöhnlich die Vaginalflora sehr rasch. Bei Persistenz pathologischer Bakterien ist eine lokale Nachbehandlung mit Antibiotika oder Antiseptika (s. S. 64 f) angebracht.

Abb. 67:
Trichomonaden-Kolpitis
mit schweren Zellveränderungen
(Farbpräparat nach Papanicolaou*)*
In diesem Bild zeigen vor allem die Zellen der tieferen Schichten deutlich die Zeichen der mittelschweren Dysplasie in Form von Vergrößerung und Hyperchromasie der Kerne.

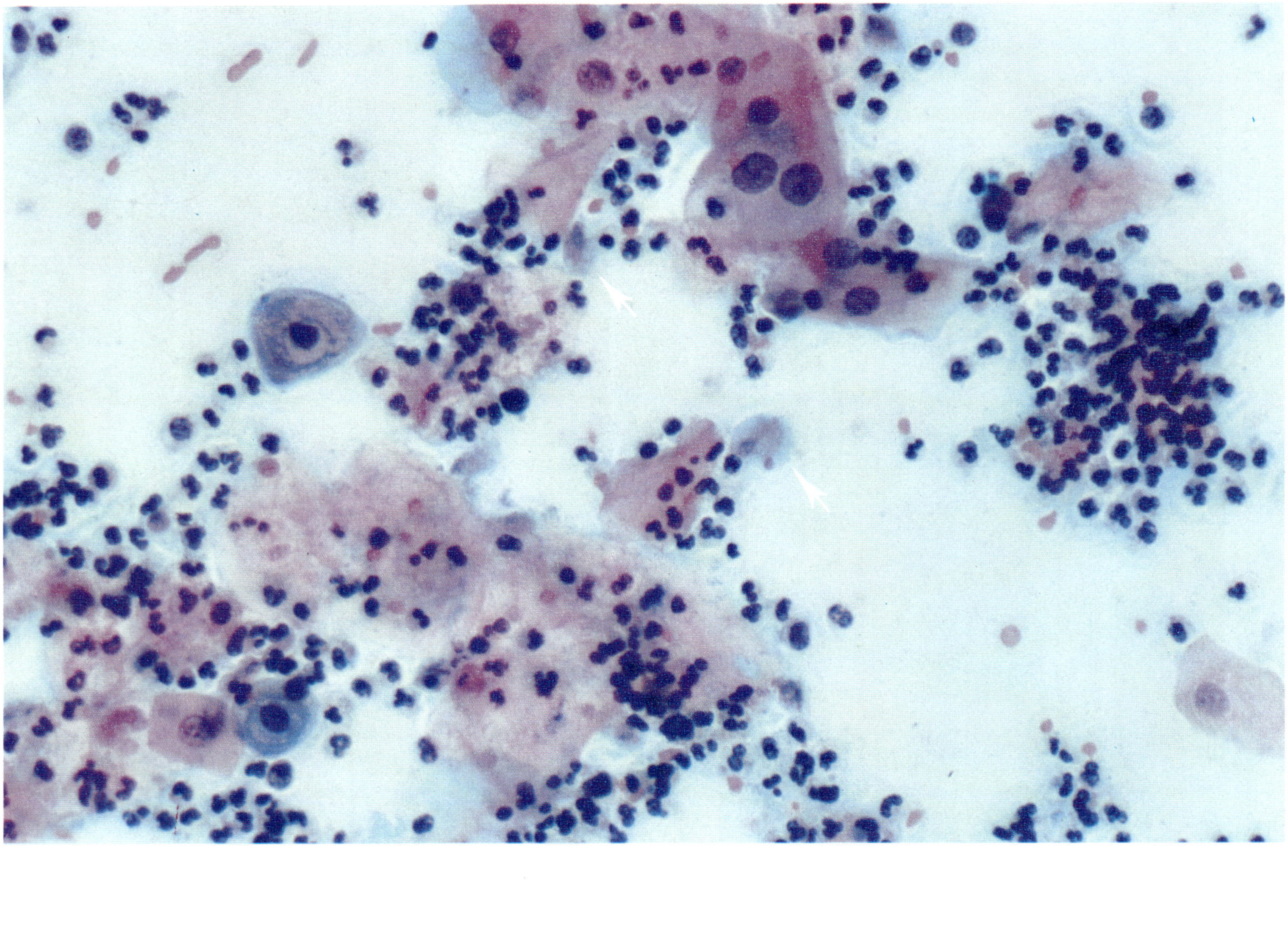

Sproßpilze

Hefemykosen sind bereits vor 2000 Jahren beschrieben worden. Schon 1860 wurden Hefezellen von HAUSMANN (ref. nach MALICKE) in der Vagina gefunden. Durch Inokulationsversuche konnte er ihre Pathogenität nachweisen. Aber erst in den vergangenen 30 Jahren wurde den Sproßpilzen im gynäkologischen Bereich ein zunehmend breiteres wissenschaftliches Interesse gewidmet. Die Pathogenität der am häufigsten auftretenden Spezies Candida albicans bestätigen KANTOR 1951 und SCHIRREN 1956.

Das vor allem im Mund von Neugeborenen charakteristische Aussehen des Pilzrasens von Candida albicans hat dem Krankheitsbild den schon sehr alten Namen *Soor* (das Schwämmchen) eingetragen, der schließlich verallgemeinernd, vor allem in der Gynäkologie und Pädiatrie, für alle Hefepilzerkrankungen herhalten mußte. Da es sich um einen deskriptiven Ausdruck handelt, der zudem eigentlich nur einer Hefespezies zugehörig ist, sollte man von diesem Begriff Abstand nehmen und auch im Falle einer Hefeerkrankung besser von einer Mykose sprechen.

Abb. 68:
Sproßzellen
(Nativpräparat im Phasenkontrast)

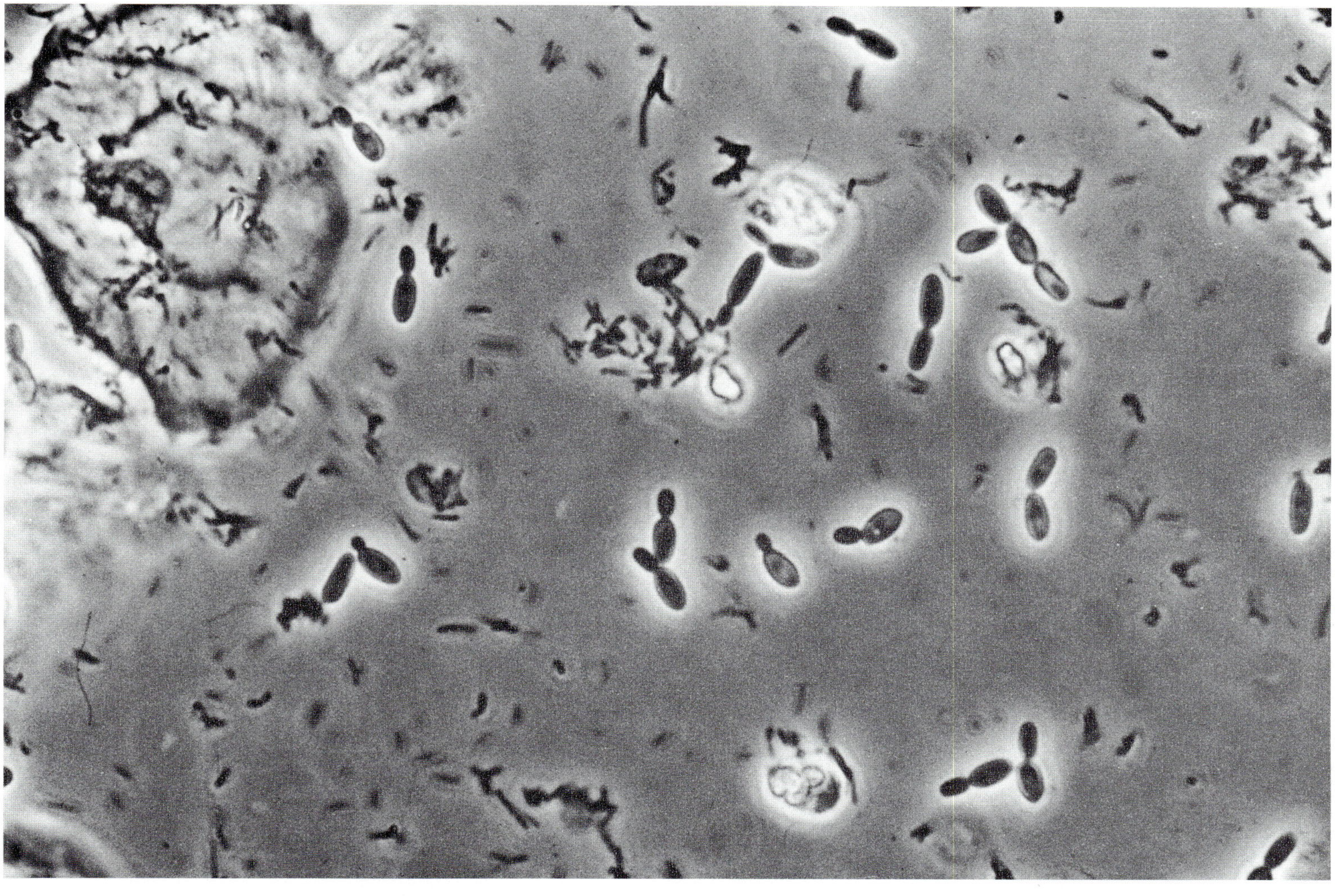

Abb. 69:
Pseudomyzel
(Nativpräparat im Phasenkontrast)
Algenartig liegt ein Schlauch zwischen den Epithelien, der sich im Nativpräparat deutlich verzweigt. Hier sind auch an einzelnen Stellen Sproßzellen erkennbar (→).

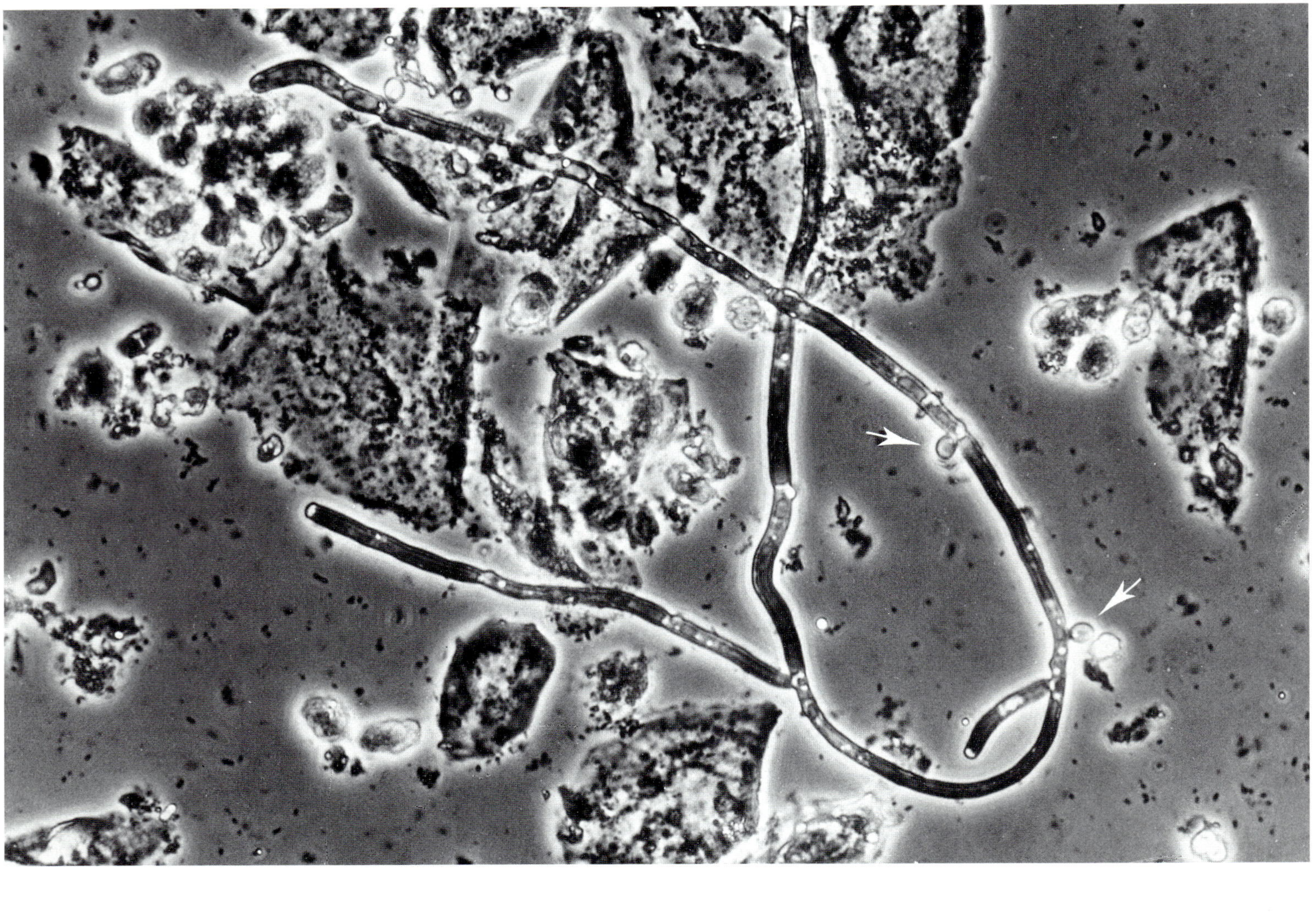

Im Gegensatz zur Trichomonaden-Infektion kommt dem Auftreten von Sproßpilzen in der Vagina noch keine zwangsläufig pathologische Bedeutung zu. Alle Sproßpilze können als *Commensalen,* also saprophytär, auftreten. Der Nachweis von Hefen ohne jegliche Symptomatik bedeutet lediglich eine Kontamination. Es läßt sich nicht genau festlegen, zu welchem Zeitpunkt aus der Kontamination eine Infektion wird, d. h. zu welchem Zeitpunkt die Saprophyten zu Parasiten werden. Bekannt ist jedoch, daß neben Schwangerschaft und konsumierenden Erkrankungen mit einer allgemeinen Schwächung der Widerstandskraft des Organismus auch eine große Zahl von Medikamenten, die heute verbreitet eingesetzt werden, einen stimulierenden Effekt haben. Hierher gehören Antibiotika, Ovulationshemmer, Kortikosteroide und Zytostatika.

Das vermehrte Auftreten akuter Entzündungsbilder bei Einsatz dieser Medikamentengruppen hat vielfach zu dem Fehlschluß geführt, diese hätten in den letzten Jahren ein vermehrtes Auftreten der Sproßpilze schlechthin verursacht. Dies ist unbewiesen. In der bereits zitierten eigenen Untersuchung wurde eine Kontaminationsrate der erwachsenen weiblichen Bevölkerung von 11,3 % festgestellt. Im Vergleich mit den wenigen ähnlichen Untersuchungen früherer Jahre war keine Zunahme der Häufigkeit des vaginalen Sproßpilzbefalles zu verzeichnen. Die Kontaminationsrate war altersunabhängig *(s. Abb. 64).*

Die Häufigkeit des vaginalen Hefevorkommens ist, gleich der Trichomoniasis, sehr abhängig von der Präexistenz gynäkologischer Erkrankungen allgemein, wie in einer eigenen Untersuchung gezeigt werden konnte:

Abb. 70:
Pseudomyzel
(Farbpräparat nach Papanicolaou*)*

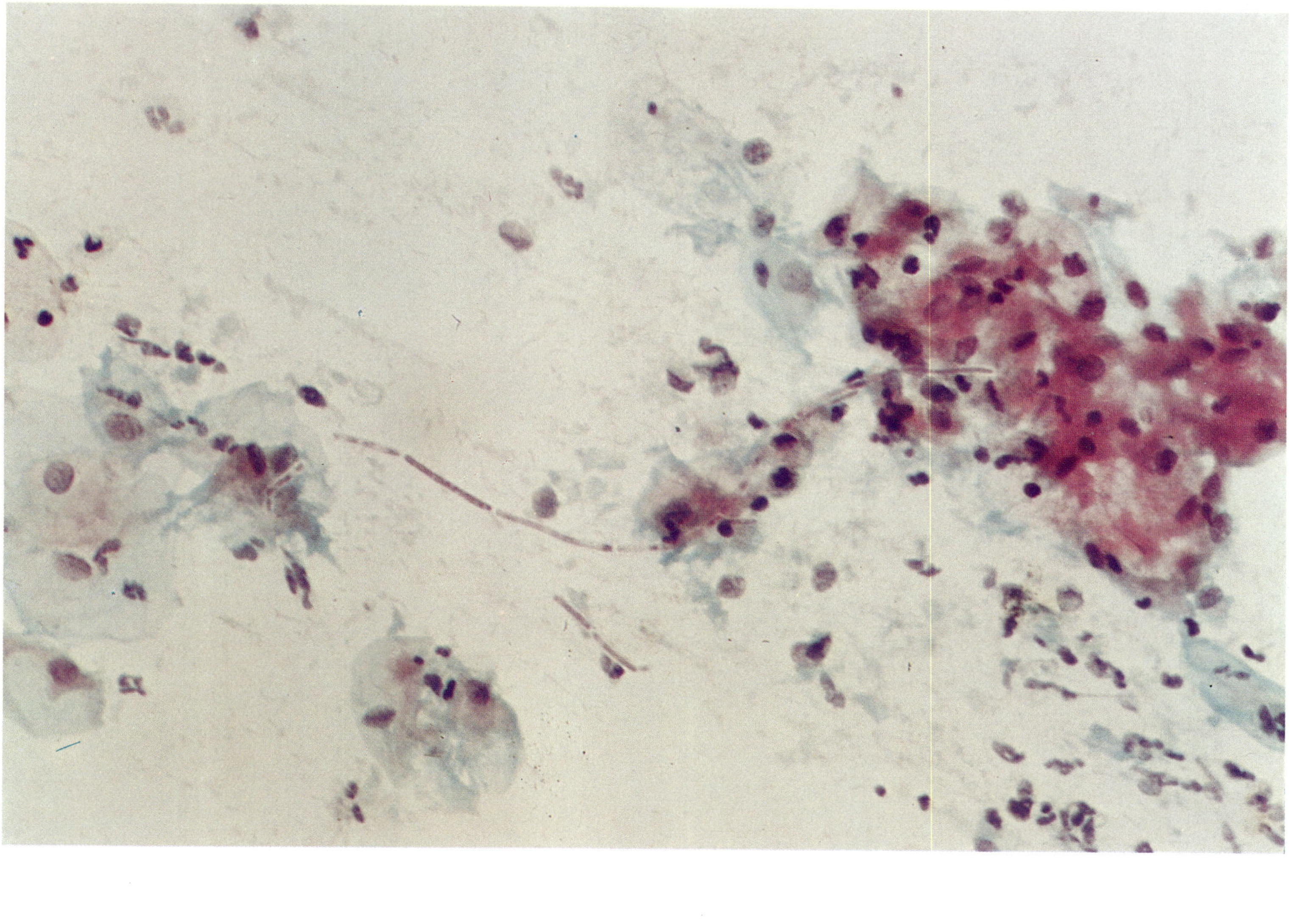

Abb. 71:
Sproßzellen
(Nativpräparat im Phasenkontrast)
Den großen Plattenepithelien teils an-, teils aufgelagert, sind in beiden Bildern deutliche Sproßzellen zu erkennen. Daneben vereinzelt Leukozyten, Stäbchenbakterien.

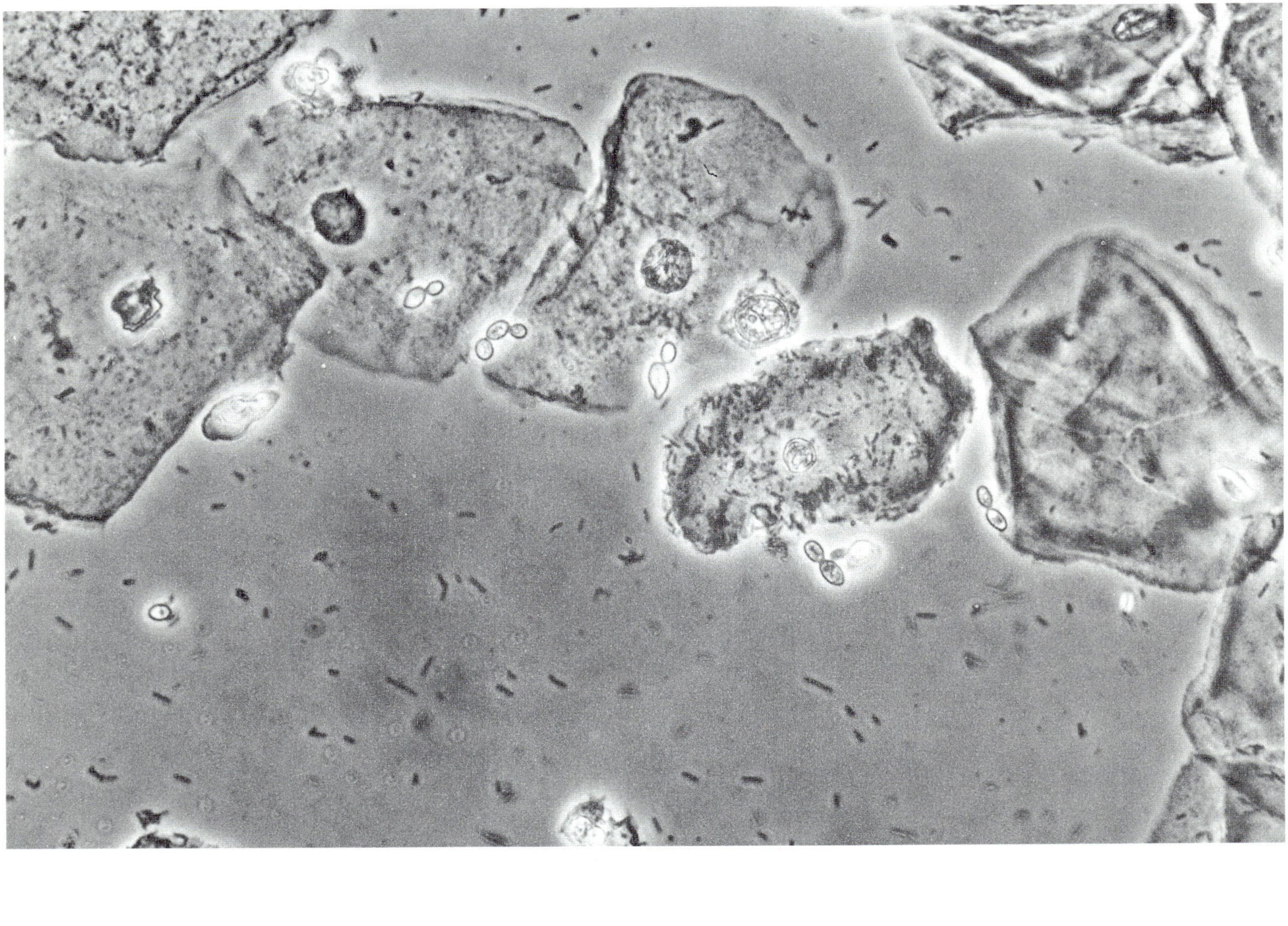

	Untersuchte Frauen	Sproßpilze		Davon Candida albicans
Krebsvorsorge-untersuchung	990	100	10,1 %	60,0 %
Privatambulanz Poliklinik	324	55	16,9 %	72,7 %
Stationäre Verdachtsfälle	87	29	33,4 %	82,8 %

Abb. 72:
Die Sproßpilzhäufigkeit bei verschiedenen Patientinnenklientelen (Schnell *et al.*)

Die Tabelle zeigt, daß die Frequenz des Sproßpilzbefalles mit dem Auftreten einer gynäkologischen Erkrankung, welche die Frau in die Sprechstunde führt, erheblich ansteigt und sich im Falle einer Kolpitis mehr als verdreifacht. Das überproportionale Ansteigen des Anteils von Candida albicans bestätigt die führende Rolle dieser Spezies bei den akuten Infektionen. Hieraus ist zu verstehen, daß auch bei den Hefen keine beschränkte Häufigkeitsrate in der Literatur angegeben wird. Sie wird bei nichtschwangeren Frauen auf 20% und bei schwangeren auf 25 bis 30% geschätzt (MÜLLER, K., 1972).

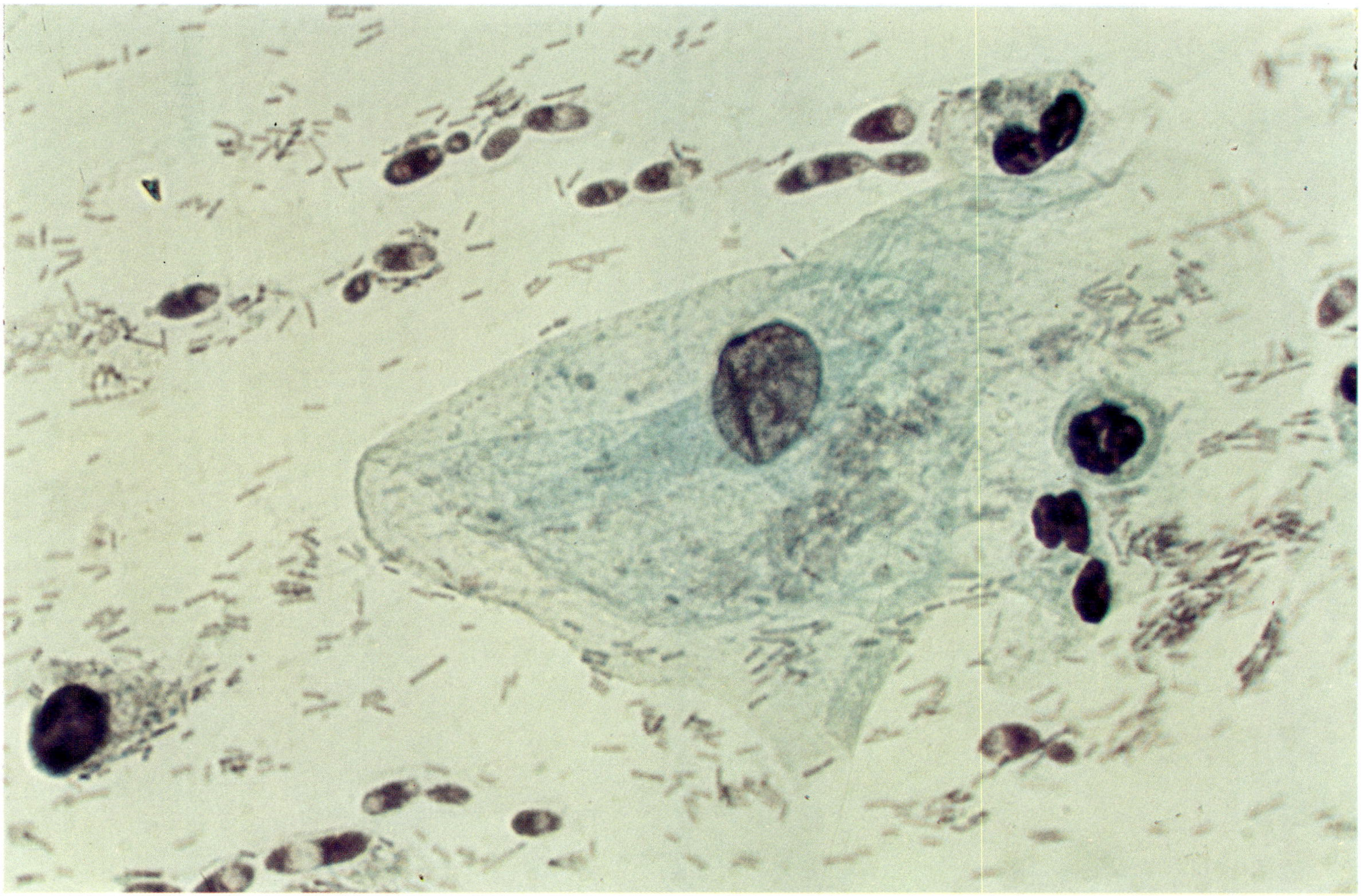

Abb. 73:
Sproßzellen
(Farbpräparat nach Papanicolaou, ***Ölimmersion)***

Abb. 74:
Pseudomyzel
(Farbpräparat nach Papanicolaou*)*
Aus den Epithel-Leukozyten-Haufen stoßen Pilzfäden hervor. Der Abstrich ist auffallend bakterienarm (Candida albicans durch Kultur gesichert.)

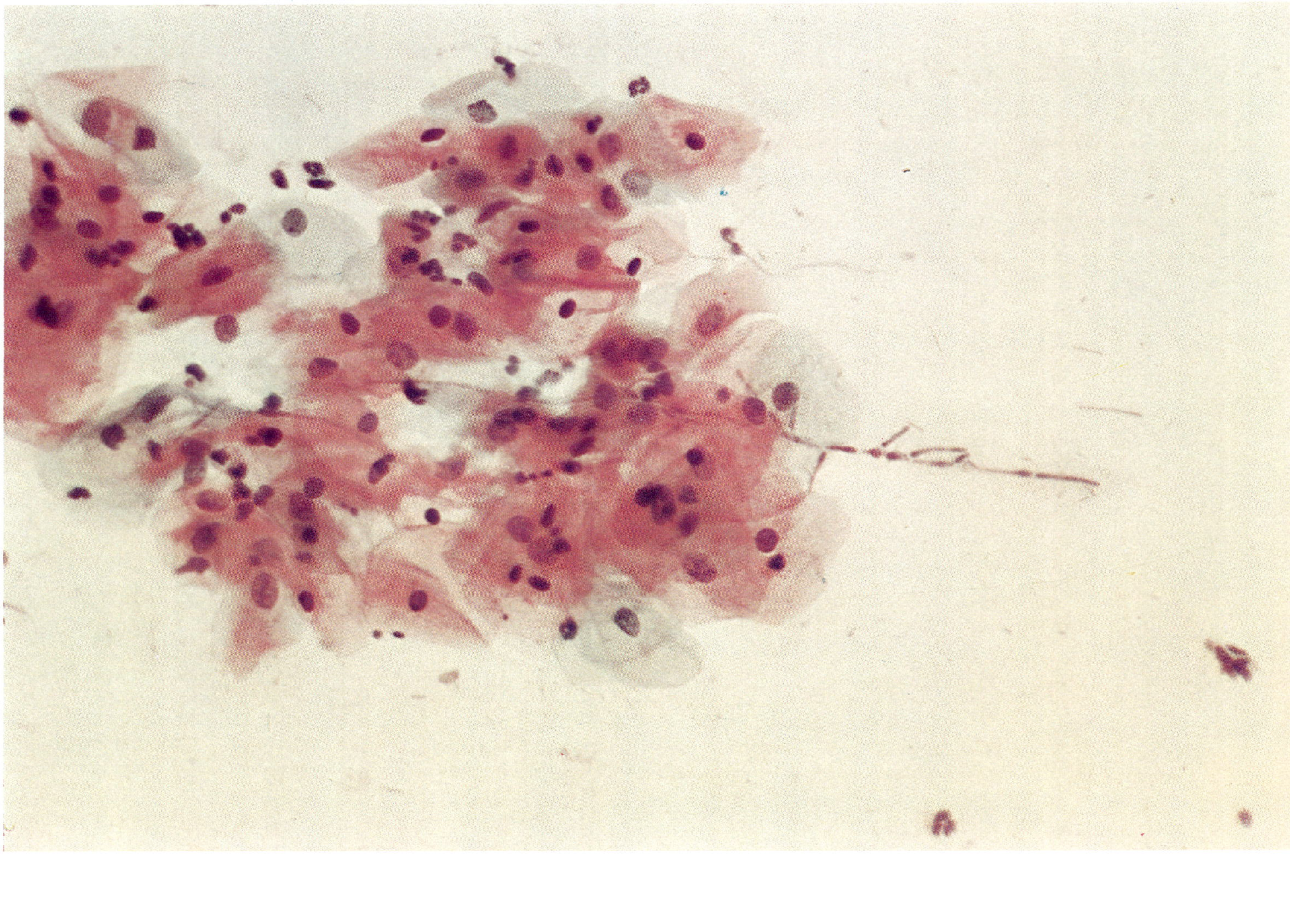

In einer Reihenuntersuchung von 600 Graviden*) ante partum und ihren Neonaten ließ sich kulturell ein Sproßpilzbefall der Vagina in 28,4 % sichern. In über 2/3 der Fälle wurden die Sproßpilze auf die Neonaten durch den direkten vaginalen Kontakt übertragen. Am 3. Lebenstag waren bei 23,8 %, am 5. Lebenstag bei 27,2 % dieser Kinder die gleichen Sproßpilzspezies nachweisbar. Dagegen wiesen Kinder mit negativen Müttern nur in ca. 5 % Hefen auf. Die Zahlen lassen die Tendenz erkennen, daß zur Zeit des allgemeinen Resistenzminimums Neugeborener – um den 10. Lebenstag – bis zu 50 % der intrapartal hefekontaminierten Kinder soorgefährdet sind. Hieraus ist die Forderung nach einer allgemeinen Prophylaxe bei schwangeren Frauen kurz vor der Geburt zu folgern, die auch von RIETH immer wieder erhoben wird.

Für die Kanzerogenese spielt der Befall mit Sproßpilzen – ebenfalls im Gegensatz zur Trichomoniasis – nach einhelliger Ansicht der Kenner dieses Gebietes keine Rolle. Dies zeigt sich auch im zytologischen Präparat. Das Vaginalepithel läßt keine Beeinflussung durch evtl. vorhandene Pilzelemente erkennen. Aus der bereits zitierten Untersuchung von MEISELS geht sogar hervor, daß hefekontaminierte Frauen zu geringerem Prozentsatz mit Prä- und Kanzerosen befallen waren. Dies wundert nicht, wenn man bedenkt, daß es sich bei hefebedingten Entzündungen vermutlich um ein allergisches Geschehen und nicht um einen exudativ-proliferativen Prozeß wie bei Trichomonas und pathologischen Bakterien handelt. Entsprechend sind die Zellbilder leukozytenarm. Dies gilt für die reine Mykose ohne bakterielle Superinfektion.

*) Vorläufige Auswertung einer noch nicht abgeschlossenen Studie (SCHNELL, PLEMPEL u. KREYSING).

Abb. 75:
Pseudomyzel und freie Sproßzelle
(Nativpräparat im Phasenkontrast)
Der Epithel-Leukozyten-Haufen ist durchsetzt von einem dichten Knäuel von Pseudomyzelien, die an einzelnen Stellen aus dem Verband hervorstoßen. Im freien Feld eine Sproßzelle (→).

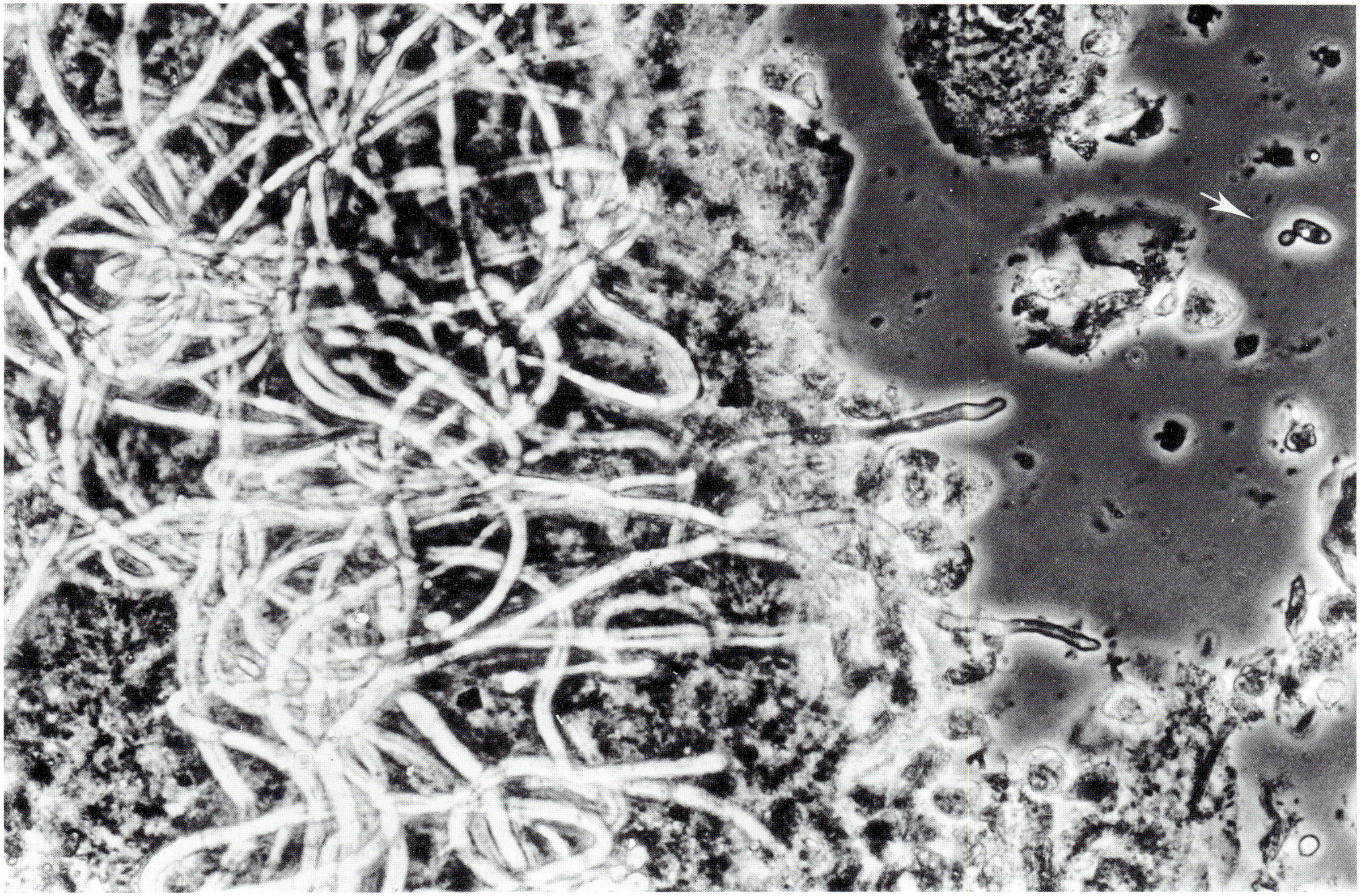

Abb. 76:
Pilzelemente
(Farbpräparat nach Papanicolaou*)*
Den Epithelien aufgelagert sieht man hirschgeweihartige Gebilde, die sich aus kleinen hantelförmigen Einzelelementen zusammensetzen (Candida crusei kulturell gesichert).

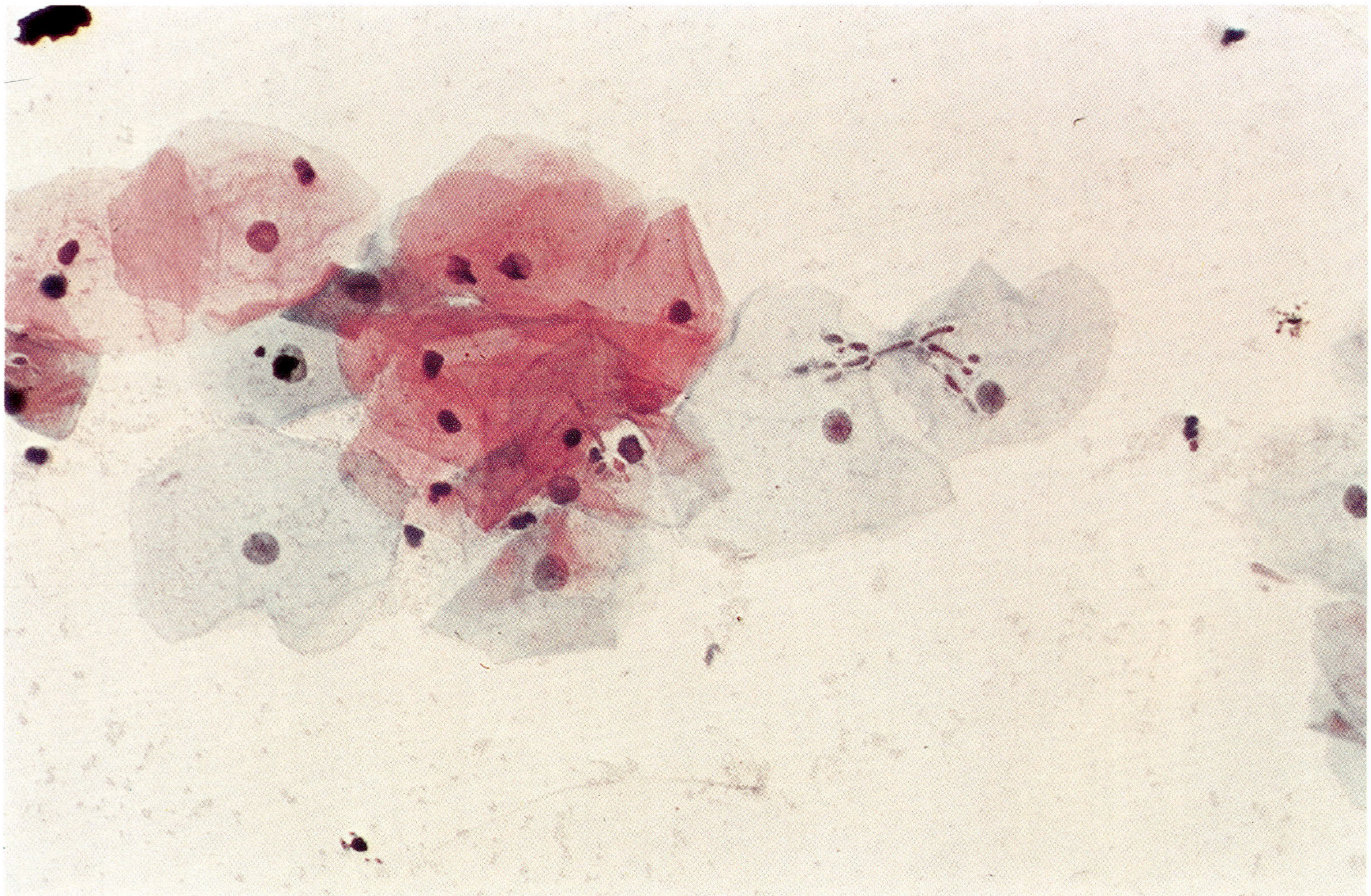

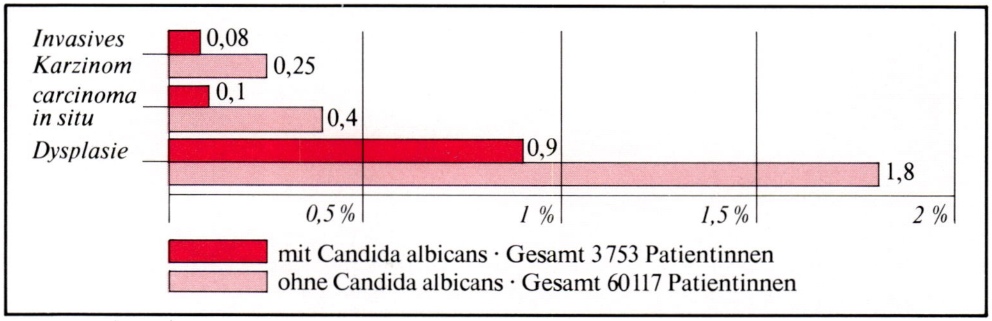

Abb. 77:
Das Verhältnis dysplastischer und kanzeröser Portioveränderungen bei sproßpilzbefallenen und bei gesunden Frauen (Meisels)

Die in der Vagina vorkommenden Sproßpilze sind nahezu ausschließlich Candida- und Torulopsis-Arten. Von Candida wurden bisher verschiedene Spezies identifiziert, von denen neben Candida albicans als Hauptkeim im vaginalen Bereich nur ca. 10 weitere interessieren. Hierauf soll jedoch nicht näher eingegangen werden.

Eine Identifizierung der Hefearten ist aufwendig, die Zahl der vermutlich völlig apathogenen Arten, soweit sie in der Vagina vorkommen, gering, so daß der Hefenachweis als solcher ein therapeutisches Vorgehen durchaus rechtfertigt.

Bei den genannten Sproßpilzen (Synonyme im gynäkologischen Bereich: Soor, Moni-

Abb. 78:
Sproßzellen
(Farbpräparat nach Papanicolaou*)*
Neben Epithelzellen und Leukozytentrümmern liegen Fetzen von zusammengeschobenen ovalen Sproßzellen. Über dem Bild ein grauer Schleier, bedingt durch Kokkenflora (Torulopsis glabrata kulturell gesichert).

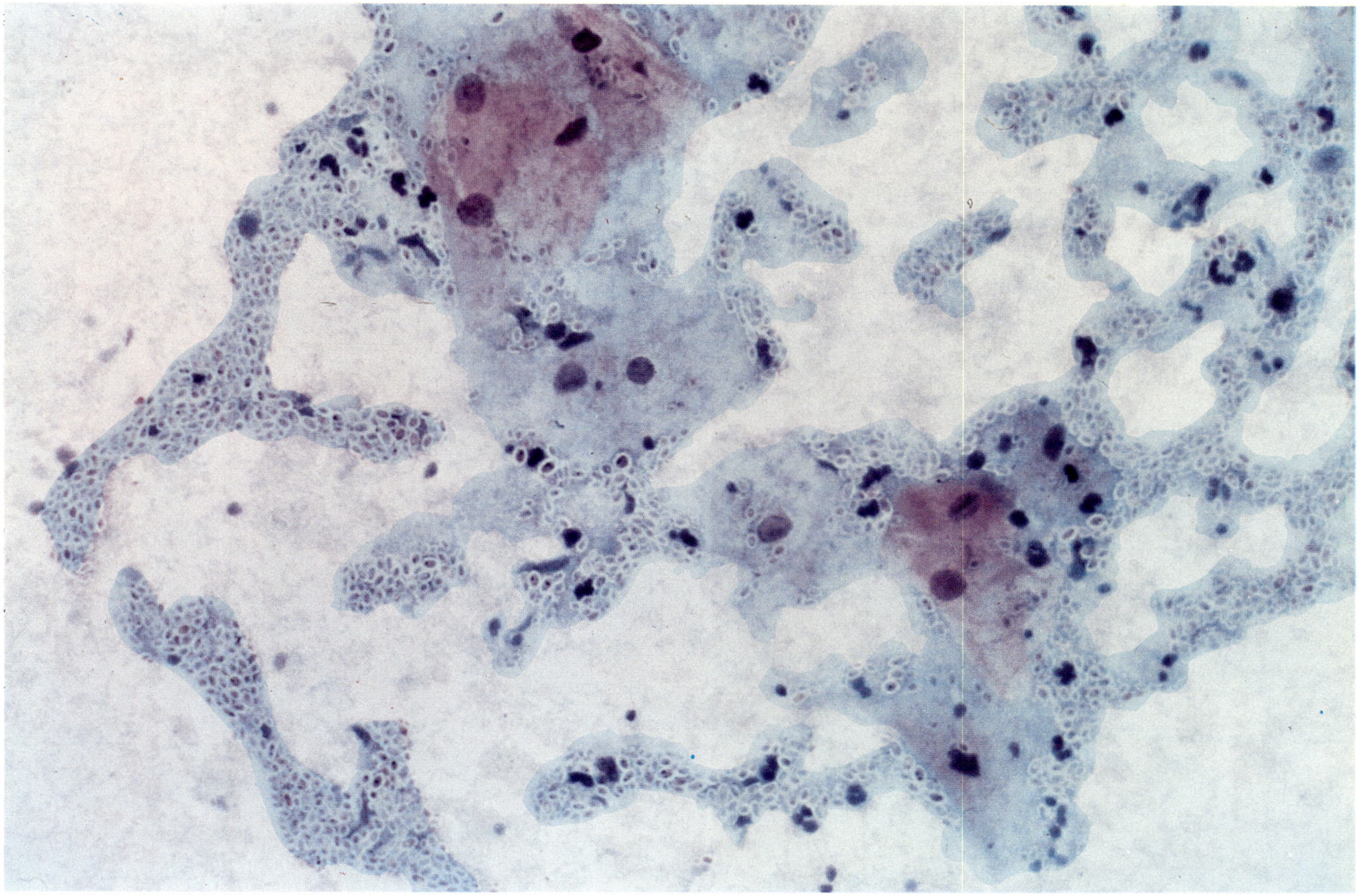

lien, Candida, Oidium albicans, Hefen, Hefemykosen etc.) handelt es sich um imperfekte Hefen. Sie sind imstande, sich durch Sprossung, d. h. ungeschlechtlich, zu vermehren und Pseudomyzel zu bilden.

Der Nachweis im zytologischen Färbepräparat ist selten möglich, da die Pilzelemente durch die chemischen Einflüsse des Fixierungs- und Färbevorganges oft zerstört werden. Sproßzellen schrumpfen und entziehen sich so durch ihre Kleinheit dem Auge des Untersuchers. Erfolgreicher ist die Suche im Nativpräparat, vor allem im Phasenkontrastmikroskop. Hier fallen selbst kleine Pseudomyzelien durch ihre charakteristische *algenartige* Form zwischen den Epithelien auf. Im Falle einer akuten Infektion finden sich oft dichte Wirtelbildungen, die freie Enden aus dem Epithelmyzelfetzen gleichsam herausschießen. Zuwenig Aufmerksamkeit wird meist den Sproßzellen bei der Suche geschenkt, obwohl diese durch ihre gleichmäßigen, runden bis ovalen Formen bei Beachtung deutlich auffallen.

Die sicherste Nachweismethode bildet, wie bereits beschrieben, die Kulturmethode. Bei sorgfältiger Ausführung darf angenommen werden, daß sie immer positive Ergebnisse erbringt, sobald die in der Vagina vorhandene Keimzahl die Toleranzgrenze überschreitet.

Therapie der Mykose-Kolpitis

Die Therapie der Mykosen im Vaginalbereich unterlag bis in die jüngste Zeit einem Wirrwarr von Vorschlägen oft frustraner chemotherapeutischer Möglichkeiten, der erstmals durch das erste lokalantimykotisch wirksame Antibiotikum Nystatin *(Moronal®)* ge-

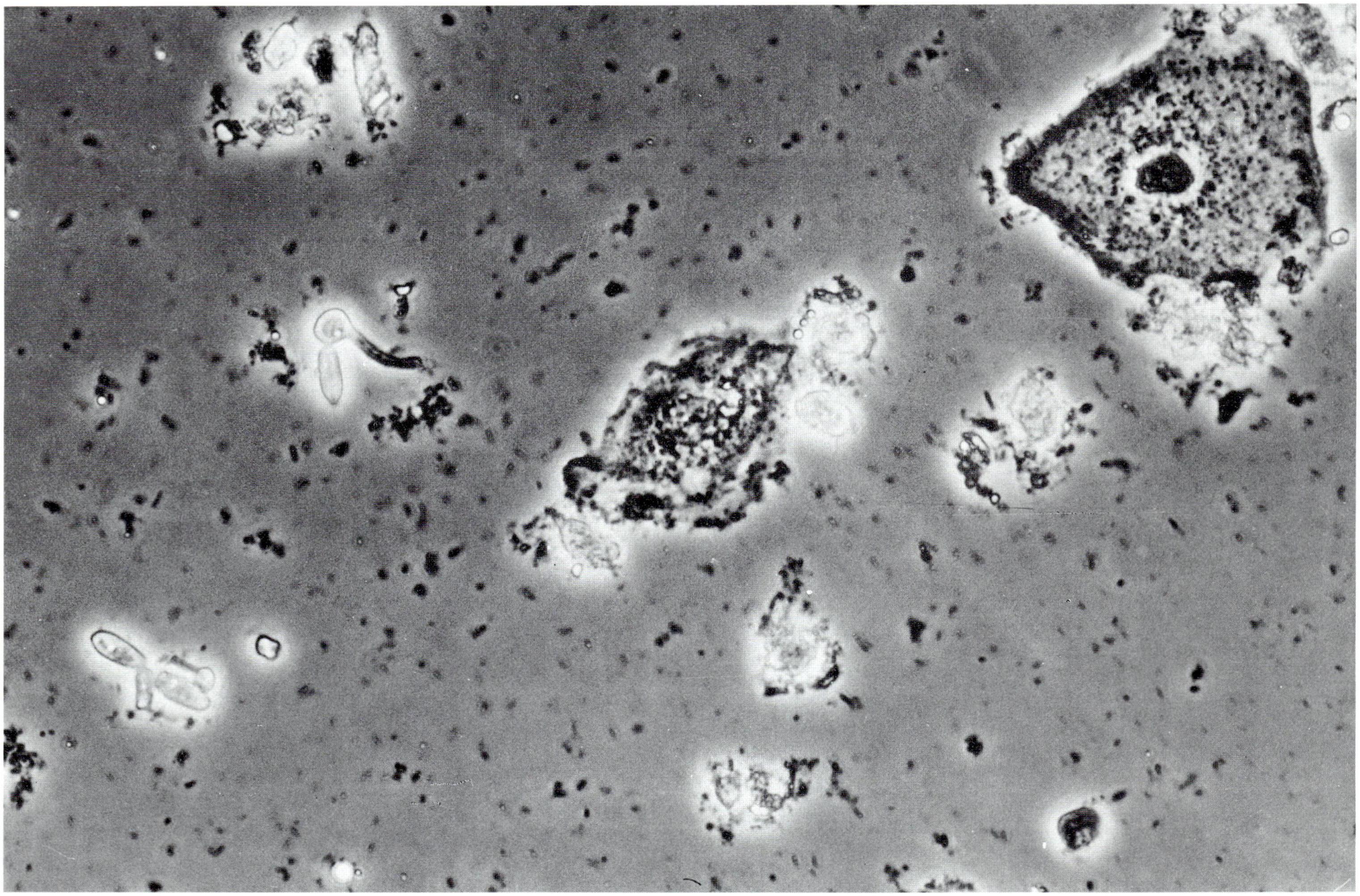

Abb. 79:
***Sproßzelle** mit verschiedenen Wuchsformen (Nativpräparat im Phasenkontrast)*
Während die eine Sproßzellgruppe einheitlich ist, laufen an der mittleren Zelle gleichzeitig beide morphologischen Wuchsformen ab: nach oben Bildung einer Sproßzelle, nach links Bildung eines Pseudomyzels. Über das ganze Bild verstreut Kokken.

Abb. 80:
Penicillium
(Nativpräparat im Phasenkontrast)
Optisch eindrucksvoll, jedoch als Rarität sind Schimmelpilze im Vaginalsekret zu finden. Man erkennt deutlich den pinselartigen Aufbau des Pilzes mit der Sporenbildung am Ende des Myzels.

lichtet wurde. 1967 wurde ein Tritylimidazol-Derivat mit der Bezeichnung Clotrimazol *(Canesten®)* synthetisiert, das eine breite antimyzetische und antimykotische, darüber hinaus auch trichomonazide Wirkung zeigte. Durch Applikation einer Vaginaltablette mit 100 mg abends an 6 aufeinanderfolgenden Tagen ergab sich meist eine kulturelle Sanierung der Mykose. In größeren Vergleichsstudien war der antimykotische Effekt des Clotrimazol dem mykostatischen Effekt des Nystatin bei Vaginalmykosen überlegen. Nebenwirkungen wurden nicht beobachtet. Da *Canesten®* farblos ist, ist das Medikament für die Patientinnen auch aus hygienisch-ästhetischen Gründen angenehmer.

Bei Verdacht auf Hefebesiedlung der Vulva, unbedingt bei Vulvitis mycetica und Intertrigo, ist die Behandlung durch Auftragen von *Canesten®* in 1%iger Lösung abends und 2maliges Einreiben von *Canesten®*-Creme tagsüber zu ergänzen. Die Partnerbehandlung erfolgt ebenfalls durch Einreiben des Penis mit Creme oder Lösung. Bei Auftreten eines **Rezidivs** ist immer an eine Schmierinfektion vom Darm her zu denken. Es empfiehlt sich, eine zweite Behandlung mit zusätzlicher Gabe von *Moronal®* bzw. *Ampho-Moronal®* oral 2 × 1 Dragee täglich durchzuführen.

Zum Schutz der Neugeborenen ist die weitgehende Sanierung, zumindest Reduzierung der Hefezellen in der Vagina zu fordern. Da die genannten Medikamente nebenwirkungsfrei und bei lokaler Applikation unschädlich sind, ist die prophylaktische Anwendung vor der Entbindung auch ohne Hefenachweis zu vertreten, im Verdachts- oder nachgewiesenen Falle zu fordern. Eine sinnvolle Prophylaxe erfolgt in den letzten 2 Wochen ante partum mit je 1 Vaginaltablette à 100 mg *Canesten®* an 6 aufeinanderfolgenden Tagen (SCHNELL, PLEMPEL u. KREYSING).

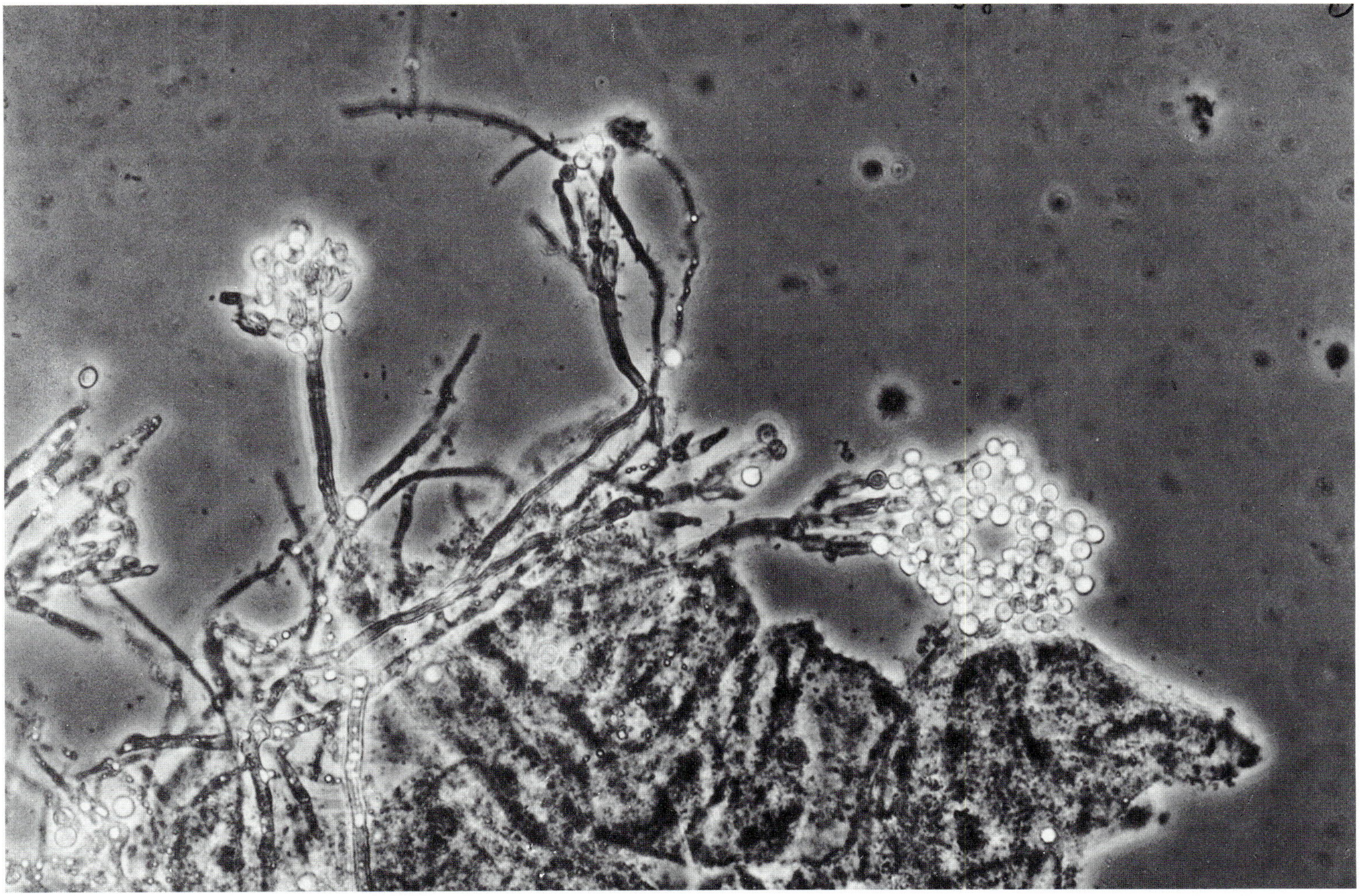

Kombinierte Infektion von Trichomonas vaginalis und Sproßpilzen

Abb. 81:
Trichomonaden** und **Pseudomyzel
(Farbpräparat nach Papanicolaou)
Aus dem Epithelverband treten deutlich erkennbar Pseudomyzelien hervor. Daneben zwei Trichomonaden (→), erkennbar an den kleinen spindelförmigen Kernen, massenhaft Leukozyten.

Abb. 82:
***Trichomonaden** (→),*
***Pseudomyzel** und **Sproßzellen** (▶)*
(Nativpräparat im Phasenkontrast)

Der kombinierten Infektion von Trichomonas vaginalis und Sproßpilzen, vorwiegend Candida albicans, wird immer eine große Bedeutung zugemessen. Manche Autoren glauben, daß bei Kolpitiden von Frauen im geschlechtsreifen Alter zum überwiegenden Teil eine solche Erregerkombination ursächlich sei, jedoch ist dies bisher nicht eindeutig bewiesen. Auch wird immer wieder ein stimulierender Effekt von Trichomonas vaginalis auf Sproßpilze, zuweilen auch umgekehrt, diskutiert.

Die eigenen Untersuchungen ergaben nur in 1,2% ein gleichzeitiges Vorkommen von Trichomonas und Hefen, bei denen in zwei Drittel der Fälle Candida albicans beteiligt war. Ein wechselseitig hemmender oder fördernder Einfluß der Erregergruppen ließ sich statistisch nicht erkennen.

In der Literatur wird gelegentlich ein stimulierender Einfluß der Metronidazol-Präparate auf Sproßpilze angegeben. Die Persistenz der Entzündung bei der Behandlung einer Trichomonas-Kolpitis mit entsprechenden Präparaten und späterer Nachweis von Sproßpilzen scheinen diese Beobachtungen zu bestätigen (BEVERIDGE u. a., ref. n. GRIMMER). Dies dürfte jedoch ein Trugschluß sein. Ein direkter Einfluß des Metronidazols auf die Sproßpilze wurde bisher nicht nachgewiesen. Entweder lag von Anfang an eine Mykosekolpitis vor, die durch das zufällige gleichzeitige Vorhandensein von Trichomonaden verkannt

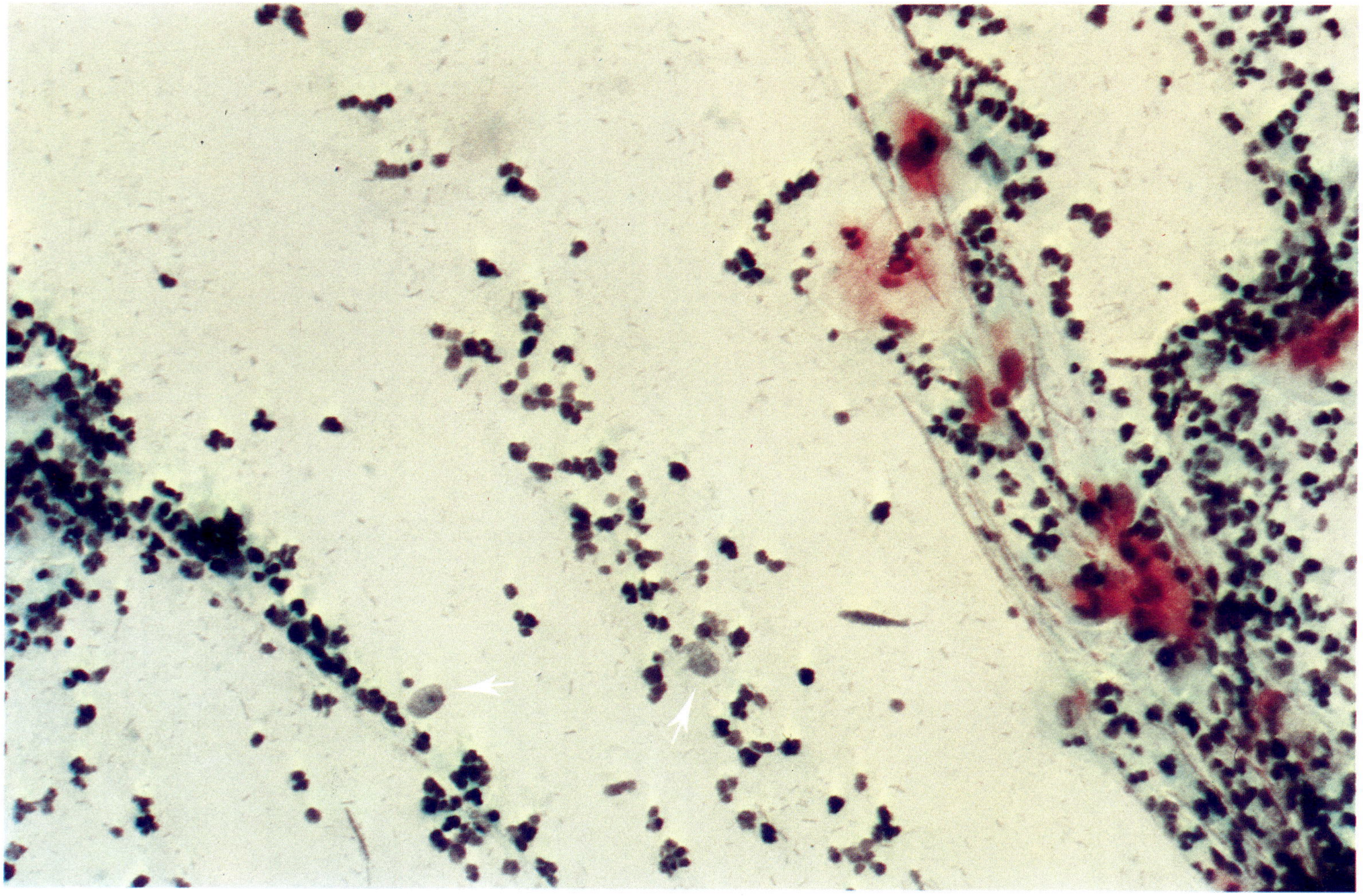

wurde, oder es handelte sich zunächst tatsächlich um eine Trichomonaden-Infektion bei gleichzeitiger Kontamination mit Sproßpilzen. Nach Beseitigung der Trichomonaden entsteht dann vermutlich vor Konsolidierung der normalen vaginalen Biocoenose ein Zustand, der den Übergang der Saprophyten ins Parasitenstadium lanciert und nun die Mykosekolpitis folgen läßt (GRIMMER u. a.).

Therapie der kombinierten Infektionen

Bei kombinierten Infektionen muß man die therapeutische Überlegung immer vom dominierenden Faktor ausgehen lassen. Diesen stellen hier eindeutig die Trichomonaden dar, die – wie bereits besprochen – systematisch angegangen werden müssen. Weiterhin sollte jedoch möglichst gleichzeitig auch die Beseitigung der Sproßpilze in Angriff genommen werden, da Überlegungen, ob sie an der Kolpitis initial ursächlich beteiligt oder nur Begleiterreger sind, aufgrund ihrer Fähigkeit, zumindest nachfolgend zur Causa zu werden, müßig sind. Die Beseitigung der Sproßpilze erfolgt durch die lokale Therapie. Hieraus ist zu folgern, daß die lokale Zusatzbehandlung der Trichomoniasis mit der Lokalbehandlung der Mykose kombiniert werden müßte.

Diese Möglichkeit ist mit der Substanz Clotrimazol *(Canesten®)* gegeben, die – wie bereits erwähnt – neben der antimykotischen auch eine trichomonazide Wirkung zeigt. Zur Behandlung der kombinierten Infektionen bieten sich folgende Möglichkeiten:

Oral:
2 × 250 mg Metronidazol über 6 Tage

Gleichzeitig vaginal:
100 mg Clotrimazol über 6 Tage

oder

100 mg Metronidazol und 100000 I. E. Nystatin (hierbei sollte letzteres noch 6 Tage länger appliziert werden).

Die Partnerbehandlung richtet sich nach dem gleichen Prinzip und ist ebenfalls kombiniert zu empfehlen:

Oral:
2 × 250 mg Metronidazol über 6 Tage

Lokal im gleichen Zeitraum:
1 bis 2 × täglich Clotrimazol-Creme oder Nystatin-Salbe auftragen.

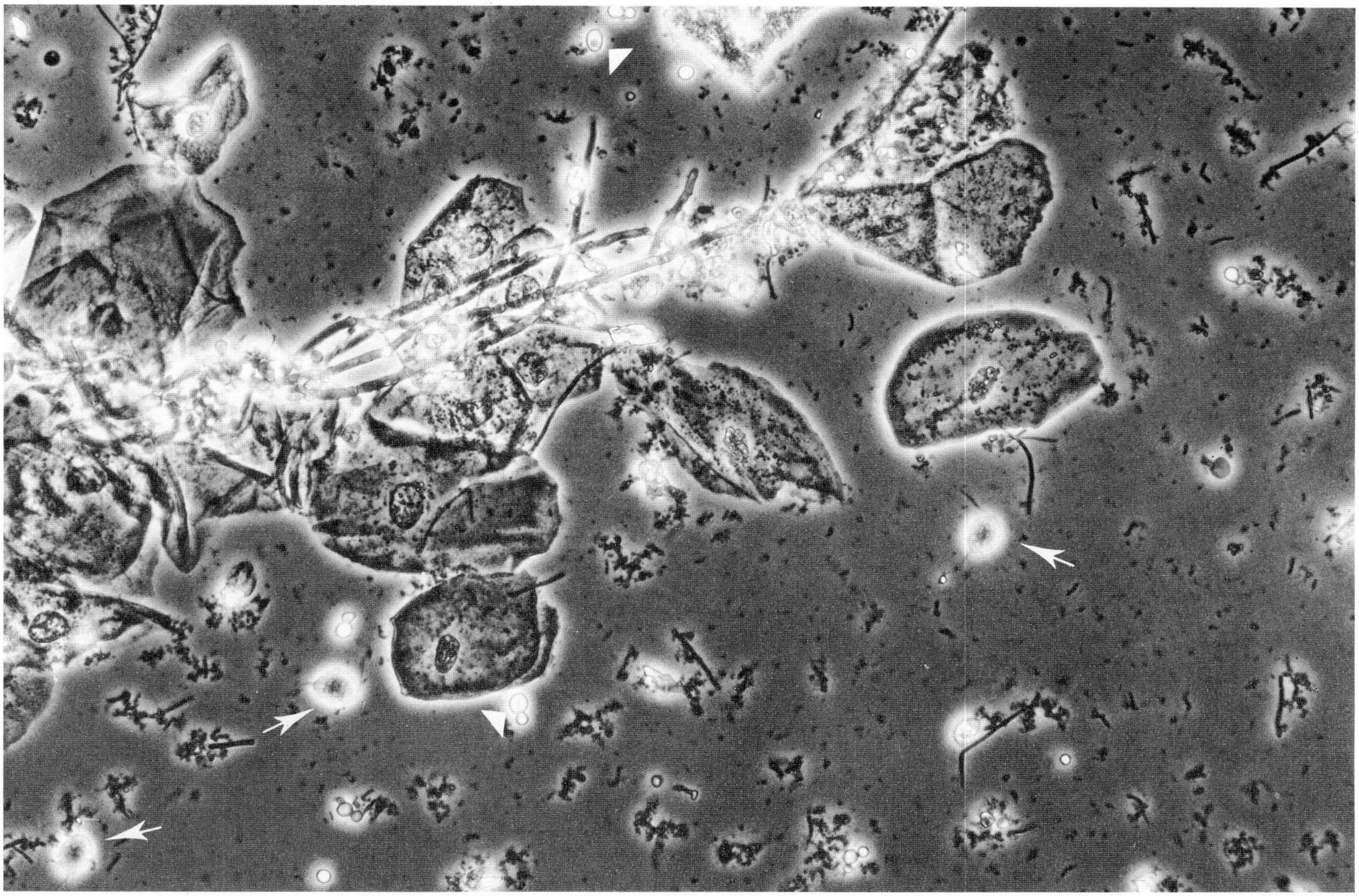

Übersicht über die diagnostischen und therapeutischen Maßnahmen bei Störungen der vaginalen Biocoenose in der Praxis

Die folgende Übersicht richtet sich in Anlehnung an die moderne Einteilung der Kolpitisursachen nach dem Grundsatz:

Die gröbsten Unordnungen der vaginalen Biocoenose erkennen und beseitigen bedeutet in den meisten Fällen die Heilung mit Hilfe der eigenen Regenerationskraft der Vagina.

Bei nur einmaliger Gabe einer Vaginaltablette pro Tag empfiehlt sich die Applikation am Abend vor dem Schlafengehen.

Untersuchungsmethoden des Vaginalsekretes
Wertigkeit für die Routinediagnostik

	Mikroskop (Nativpräparat)	**Zytologie** (Farbpräparat)	**Kultur**
atypische **Bakterien**	(+)	(+)	–
Trichomonaden	+	(+)	–
Sproßpilze	(+)	((+))	+

	A	B	C	D	
	Trichomoniasis Trichomonaden-Kolpitis	**Sproßpilze**	**Trichomonaden und Sproßpilze**	**Atypische Bakterienflora**	
				Ohne klinische Kolpitis	**Mit klinischer Kolpitis**
Therapie	2 x 1 Tablette *Clont*® oral und 1 x 1 Vaginaltablette *Clont*® vaginal über 6 Tage.	1 x 1 Vaginaltablette *Canesten*® über 6 Tage oder 1 x 1 Vaginaltablette *Moronal*® über 12 Tage. Evtl. mehrmals täglich im gleichen Zeitraum lokal einreiben (Vulva-Damm-Region) *Canesten*®-Creme oder *Moronal*®-Salbe	2 x 1 Tablette *Clont*® und 1 x 1 Vaginaltablette *Canesten*® über 6 Tage oder 1 x 1 Vaginaltablette *Moronal*® über 12 Tage. Gegebenenfalls zusätzlich äußere Lokalbehandlung wie B der Patientin.	1 x 1 Vaginal- tablette *Gyne-Merfen*® über 8 bis 10 Tage.	1 x 1 Vaginal- tablette *Acetonal*® über 6 Tage oder 1 x 1 Vaginal- kapsel *Colpan*® über 6 Tage (danach 1 x 1 jeden 2. Tag) Die Kapseln können auch durch Paste ersetzt werden. Gegebenenfalls 1 x 1 Vaginal- ovulum *Mysteclin*® über 12 Tage.
Partner-behandlung	2 x 1 Tablette *Clont*® oral über 6 Tage.	*Canesten*®-Creme oder *Moronal*®-Salbe mehrmals täglich lokal einreiben.	2 x 1 Tablette *Clont*® und 2 x täglich *Canesten*®-Creme oder *Moronal*® Salbe lokal einreiben.		
Kontrolle	Kontrolle des Nativpräparates nach 2 bis 3 Wochen. Bei Rezidiv: Wiederholung der Therapie mit 1½-facher bis 2-facher Dosierung oral. Bei Verdacht und fehlendem Ausschluß von Sproßpilzen besser sofort wie C.	Kulturelle Kontrolle nach ca. 2 bis 3 Wochen. Bei Rezidiv: Wiederholung der Therapie, zusätzlich 2 x 1 Dragee *Moronal*® oral über 6 Tage. (Patientin und Partner!)	Durch Nativpräparat und Pilzkultur nach 2 bis 3 Wochen.	Kontrolle des Nativ- präparates nach 2 bis 3 Wochen.	
Allgemeine Bemerkungen	Bei Fortbestehen der Kolpitis und/oder atypischer Bakterienflora Behandlung wie D und kultureller Ausschluß von Sproßpilzen.	Bei Fortbestehen der Kolpitis und atypischer Bakterienflora Behandlung wie D.	Weiteres siehe A, B und D.	Bei Fortbestehen der atypischen Verhältnisse Behandlung wie 2.	
				In schwersten Fällen auch perorale anti- biotische Therapie in Verbindung mit Lokalmaßnahmen. Diese, Rezidive	und persistierender therapiebedürftiger Fluor sollten der fachlich speziali- sierten Sprechstunde vorbehalten bleiben.

Literaturverzeichnis

Teil I:

Ausführliche Monographien s. S. 8

Einzelarbeiten:

CHRISTOPHERSON, W. M.:
The control of cervix cancer
Acta cytologica, Philadelphia, 10, Nr. 1 (1966) 6–10

ERICKSON, C. C., B. E. EVERETT jr., L. M. GRAVES, R. F. KAISER, R. A. MALMGREN, J. RUBE, P. C. SCHREIER, S. J. CUTLER, D. H. SPRUNT:
Population screening for uterine cancer by vaginal cytology
J. Amer. Med. Ass. 162 (1956) 167

HERTING, W., J. D. SCHNELL:
Zytologisch-histologische Vergleichsuntersuchungen positiver Befunde der Portio/Cervix uteri unter Berücksichtigung des Einflusses exogener Hormone
Verhandlungen der Deutschen Gesellschaft für Pathologie 57. Tagg., Gustav Fischer, Stuttgart 1973

MAJEWSKI, A.:
Wege und Ziele in der Früherkennung des Gebärmutterhalskrebses
Jena: VEB Gustav Fischer, 1956

MARSHALL, C. E.:
Effect of cytologic screening on the incidence of invasive carcinoma of the cervix in a semi-closed community
Cancer 18 (1965) 153–156

OBER, K. G., C. KAUFMANN, H. HAMPEL:
Carcinoma in situ, beginnendes Karzinom und klinischer Krebs der Cervix uteri
Geburtsh. u. Frauenheilk. 21 (1961) 259

OBER, K. G., P. SCHNEPPENHEIM, H. HAMPERL, C. KAUFMANN:
Die Epithelgrenzen im Bereich des Isthmus uteri
Arch. Gynäk. 190 (1958) 346

PAPANICOLAOU, G. N., H. F. TRAUT:
Diagnosis of uterine cancer by the vaginal smear
New York: Commonwealth fund, 1943

PRIESHOF, J.:
Korrelation zwischen zytologischem und histologischem Befund
5. Tagung der Schweizerischen Gesellschaft für klinische Zytologie, Sils-Maria, 1969

SCHMITT, A.:
Eine Gradeinteilung für die funktionelle Zytodiagnostik in der Gynäkologie
Geburtsh. u. Frauenheilk. 13 (1953) 593

SOOST, H. J.:
Krebsfährtensuche durch gynäkologische Zytodiagnostik in der Praxis
Schriftenreihe der Bayerischen Landesärztekammer, Band 16

Teil II:

Neuere ausführlichere Darstellungen:

FRIEDBERG, V., O. KÄSER, E. J. PLOTZ:
Der Gynäkologe, redigiert von H. A. Hirsch
Band 2, Heft 1, 1969
Band 5, Heft 4, 1972

KÜMMEL, J.:
Das Fluorproblem
Ferdinand Enke Verlag, Stuttgart, 1971

MÜLLER, H.:
Fluor genitalis
in Gynäkologie und Geburtshilfe III
Georg Thieme Verlag, Stuttgart, 1971

RITZERFELD, W.:
Bakteriologie, Virologie und Parasitologie
in Gynäkologie und Geburtshilfe III
Georg Thieme Verlag, Stuttgart, 1971

Einzelarbeiten:

ANDREWS, P., J. D. SCHNELL:
Wertigkeit verschiedener Nachweismethoden für Trichomonas vaginalis
Geburtsh. u. Frauenheilk. 33 (1973) 715

AŠMERA, J., L. VOLNA, R. PRIBYLIKOVÁ:
Trichomonosis-Untersuchungen im ČSSR-Bezirk Ostrava
Angew. Parasitologie 12 (1971) 168

BAUER, H.:
Zur modernen Chemotherapie der urogenitalen Trichomoniasis
Geburtsh. u. Frauenheilk. 21 (1961) 1208

CHAPPAZ, G.:
Etiologie de la trichomonase féminie
Gynaecologia (Basel) 149 Suppl. (1960) 1

DÖDERLEIN, A.:
Das Scheidensekret und seine Bedeutung für das Puerperalfieber
Besold, Leipzig (1892)

DÖRING, G. K.:
Trichomoniasis der Frau
Zbl. Gynäk. 84 (1962) 1362

DÖRING, G. K.:
Über die Häufigkeit der verschiedenen Sterilitätsursachen bei der Frau und die Erfolgsaussichten ihrer Behandlung
Geburtsh. u. Frauenheilk. 30 (1970) 302

DUKES, Ch. D., H. L. GARDNER:
Identification of Haemophilus vaginalis
J. Bact. 81 (1961) 277

EYER, H.:
Über die Biologie und Bakteriologie des Scheidensekretes
Arch. Gynäk. 195 (1961) 11

GRIMMER, H.:
Vulvitis (Vulvovaginitis) candidomycetica
Z. Haut- u. Geschl.-Kr. 43 (1968) 45

HAUSMANN, D.:
Die Parasiten der weiblichen Geschlechtsorgane des Menschen und einiger Tiere
A. Hirschwald, Berlin (1970)

HESSELTINE, H. C.:
Vulval and vaginal mykosis and trichomoniasis
Amer. J. Obstet. Gynec. 40 (1940) 841

HEURLIN, M. Af.:
Bakteriologische Untersuchungen der Genitalsekrete
Karger, Berlin, 1914

JIROVEC, O., R. PETER, J. MALEK:
Neue Klassifikation der Vaginalbiocoenosen auf sechs Grundbildern
Gynaecologia (Basel) 126 (1948) 77

JIROVEC, O.:
Parasitologie für Ärzte
Gustav Fischer Verlag, Jena, 1960

JIROVEC, O.:
Neuere Forschungen über Trichomonas vaginalis und vaginale Trichomonosis
Angew. Parasitol. 6 (1965) 202

KANTOR, H. J.:
Evaluation of treatment for monilia in pregnancy
Amer. J. Obstet. Gynec. 62 (1951) 170

KORTE, W.:
Die Infektion des Menschen mit Trichomonas vaginalis
Habilitationsschrift, Bonn, 1962

KRAUSSOLD, E., H. BIRNBAUM:
Kritische Bemerkungen zur Behandlung von Trichomonadenkolpitis
Arch. Gynäk. 195 (1961) 72

KÜMMEL, J., W. RITZERFELD:
Untersuchungen über die klinische Bedeutung von „Haemophilus vaginalis“
Geburtsh. u. Frauenheilk. 21 (1962) 249

MALICKE, H.:
Experimentelle Untersuchungen über das Vorkommen von Hefepilzen bei Neugeborenen und Säuglingen
Inaugural-Dissertation, Hamburg, 1963

MARTIKS, H.:
Lehrbuch der Gynäkologie
Georg Thieme Verlag, Stuttgart, 1949

MEISELS, A.:
Microbiology of the female Reproductive tract as determined in the cytologic specimen. III. In the presence of cellular Atypias
Acta cytol. 13, Nr. 2 (1969)

MEISELS, A.:
Dysplasia and carcinoma of the uterine cervix. IV. A correlated cytologic and histologic study with special emphasis on vaginal microbiology
Acta cytol. 13, Nr. 4 (1969)

RIETH, H.:
Haben Neugeborene Anspruch auf wirksame Soorprophylaxe?
Mykosen 12 (1969) 207

RUNGE, H., A. VÖGE, H. HASELMANN:
Untersuchungen des Vaginal-smears mittels Phasenkontrastmikroskopie
Geburtsh. u. Frauenheilk. 9 (1949) 627

SCHIRREN, C., H. RIETH:
Folliculitis barbae durch Candida albicans
Arch. klin. exp. Derm. 202 (1956) 577

SCHNELL, J. D.:
Erfahrungen mit dem Antimykotikum BAY b 5097 bei der lokalen Behandlung der Trichomonas-vaginalis-Infektion
Geburtsh. u. Frauenheilk. 32 (1972) 787

SCHNELL, J. D., P. ANDREWS, M. PLEMPEL:
Die vaginale Kontamination der weiblichen Bevölkerung einer Großstadt mit Trichomonaden und Hefen
Geburtsh. u. Frauenheilk. 32 (1972) 1007

SCHNELL, J. D., M. PLEMPEL, W. KREYSING:
Verhütung des Neugeborenensoors durch prophylaktische Behandlung der vaginalen Hefekontamination ante partum
8. internationaler Chemotherapie-Kongreß, Athen, 1973

SCHNELL, J. D., C. RÜTHER:
Die Behandlung der Trichomonas-vaginalis-Infektion mit Clotrimazol im Vergleich zu Metronidazol
(In Vorbereitung)

SCHROEDER, R.:
Zur Pathogenese und Klinik des vaginalen Fluors
Zbl. Gynäk. 45 (1921) 1350

STOECKEL, W.:
Lehrbuch der Gynäkologie
S. Hirzel Verlag, Leipzig, 1952

ZINSER, H. K.:
Zytologische Karzinomdiagnostik mit dem Phasenkontrast
Zbl. Gynäk. 71 (1949) 945

Register

Gestaltung H. Bischoff.

Gesamtherstellung
A. Bagel, Graphischer Großbetrieb, Düsseldorf.
Gesetzt aus der Times auf der Linotron 505 C.

ISBN 3-8055-1661-4